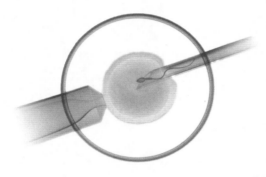

U0284093

组织编写　中国妇幼健康研究会科普专业委员会

丛书总主编　张　巧

妇幼健康知识科普丛书
——生殖助孕指导手册

主　　编　胡丽娜　王　芳

副 主 编　杨　菁　张颙宇　张学红

编　　者（以姓氏笔画为序）

丁锦丽　王　芳　王　荔　白　茜　任　睿

刘帅斌　孙成光　杜昊轩　李　洁　杨　哲

杨　菁　吴艺佳　吴庚香　邱宇含　何　帆

邹　姮　张　红　张学红　张颙宇　陈慧佳

苟文婕　欧阳潇孀　罗　雯　柯　雪　骆晓荣

高　敏　常瑞琪　崔　玲　梁雪霏　傅　璟

编写秘书　常瑞琪

人民卫生出版社

·北京·

图书在版编目（CIP）数据

生殖助孕指导手册 / 胡丽娜，王芳主编 . —北京：人民卫生出版社，2023.6

（妇幼健康知识科普丛书）

ISBN 978-7-117-34879-9

Ⅰ.①生… Ⅱ.①胡…②王… Ⅲ.①试管婴儿 —技术 Ⅳ.①R321–33

中国国家版本馆 CIP 数据核字（2023）第 102381 号

人卫智网	www.ipmph.com	医学教育、学术、考试、健康，购书智慧智能综合服务平台
人卫官网	www.pmph.com	人卫官方资讯发布平台

妇幼健康知识科普丛书
——生殖助孕指导手册
Fuyou Jiankang Zhishi Kepu Congshu
——Shengzhi Zhuyun Zhidao Shouce

主　　编：胡丽娜　　王　芳
出版发行：人民卫生出版社（中继线 010-59780011）
地　　址：北京市朝阳区潘家园南里 19 号
邮　　编：100021
E - mail：pmph @ pmph.com
购书热线：010-59787592　010-59787584　010-65264830
印　　刷：北京顶佳世纪印刷有限公司
经　　销：新华书店
开　　本：889 × 1194　1/32　印张：5.5
字　　数：153 千字
版　　次：2023 年 6 月第 1 版
印　　次：2023 年 7 月第 1 次印刷
标准书号：ISBN 978-7-117-34879-9
定　　价：30.00 元

妇幼健康知识科普丛书

总 顾 问　江　帆

顾　　问　张世琨　魏丽惠　李　坚

总 主 编　张　巧

丛书编委会成员（以姓氏笔画为序）

王　芳（电子科技大学医学院附属妇女儿童医院）

王建东（中国人民解放军总医院第一医学中心）

毛　萌（四川大学华西第二医院）

华　彬（北京医院）

刘文利（北京师范大学）

孙丽洲（南京医科大学第一附属医院）

李　叶（北京医院）

李　莉（首都医科大学附属北京儿童医院）

李　瑛（江苏省卫生健康发展研究中心）

李从铸（汕头大学医学院附属肿瘤医院）

张　巧（北京医院）

赵卫东（中国科学技术大学附属第一医院）

胡丽娜（重庆医科大学附属第二医院）

徐先明（上海交通大学医学院附属第一人民医院）

章红英（首都医科大学）

学术秘书　苗　苗（北京医院）

序 言

中国有 14 亿总人口,妇女儿童 8.8 亿,妇女儿童健康问题始终是人类社会共同面对的基础性、全局性和战略性问题,对人口安全、经济社会发展以及国家的全面发展都具有重大意义。妇幼健康是衡量人民健康水平的重要标志,也是一个国家文明程度的重要标志。面对当今世界百年未有之大变局,我们不仅要全力守卫妇女儿童生命安全与健康,更要从民族复兴、国家安全的高度,不断增进妇女儿童的健康福祉,这是全社会的共同责任。

习近平总书记多次强调,科技创新、科学普及是实现创新发展的两翼,要把科学普及放在与科技创新同等重要的位置。中国妇幼健康研究会始终坚持把提升妇幼健康领域的科技创新和推进科学普及作为同等重要的职责,团结凝聚各专业领域的权威专家和学科带头人,既加快学科发展,又把科普作为重点任务,共同积极推进,为提升妇女儿童健康水平作贡献。中国妇幼健康研究会于 2020 年 8 月专门成立了科普专业委员会,就是要在补短板上下功夫,探索科普之路,学会科普的方式方法,努力在妇幼健康领域多出精品,为实现新时代健康中国建设战略目标、提升妇女儿童健康水平提供重要的支撑。

　　我们高兴地看到，科普专业委员会在张巧主任委员带领下，各位专家齐心合力，针对妇女儿童健康需求，精心策划编撰了"妇幼健康知识科普丛书"。这套丛书内容丰富，覆盖了婴幼儿、青少年、孕妇、中老年的全生命周期，还详细介绍了生殖与避孕、女性肿瘤、乳腺疾病等妇科常见疾病的预防与治疗知识。这套丛书集科学性、独创性、通俗性、艺术性为一体，是一次生动而有意义的积极尝试。

　　参与这套科普丛书编写的专家，均为本领域优秀的权威专家，亲历了国家发展与进步的历史进程，几十年风风雨雨的经历与专业经验，形成了他们特有的品质与情怀，他们带着承前启后、继往开来的职责和使命，完成了编写。相信这是一套高品质的科普丛书，广大读者会在这里找到解决困惑与问题的满意答案。

　　这是一次难得的科普实践，是为提升公民科学素质做的一件惠及百姓的实事，也是各位专家一道向建党百年华诞的献礼！感谢各位专家的努力与付出！

　　最后，对本丛书的成功出版表示由衷祝贺！

第十二届全国人大农业与农村委员会副主任委员
国家卫生健康委员会原副主任
中国妇幼健康研究会会长

2021 年 6 月

前　言

　　生育是人类繁衍的保障。目前,生育力下降已成为全人类将面临的一个重大挑战。在我国,生育力的下降更是超出预期,尽管国家出台多项生育鼓励政策,包括二孩政策、三孩政策的陆续开放,但自2018年以来,我国新生儿出生率仍然呈现逐年下降的趋势,2022年更是创下了几十年来新生儿出生人数的最低值,仅为956万人,较2021年减少106万人,标志着我国"人口警报"已然拉响。

　　人口下降除主动生育愿望降低外,不孕症和胚胎丢失发生率增高也是不容忽视的重要原因,促进人口长期均衡发展已成为我国目前的重大决策。怎样让生育年龄夫妇"想生能生、要生生好、优生优育",是《"健康中国2030"规划纲要》非常重要的一环。而与不孕相关科学知识的缺乏也影响着广大不孕症夫妇的心理健康。据统计,不孕症患者中有焦虑倾向者占25%~32%,有抑郁倾向者占25%~31%,这种心理的亚健康状态通过下丘脑-垂体-卵巢轴、皮质醇等神经递质直接影响妊娠成功率。基于此,《妇幼健康知识科普丛书——生殖助孕指导手册》(简称《手册》)通过普及不孕及辅助生殖相关健康知识,协助不孕症患者走出不良心理困扰,从而获得理想的妊娠结局。

　　科普工作是推进实施健康中国战略的重要举措,更是医务工作者的责任与义务。在《手册》的撰写过程中,我们认真贯彻新时代党的卫生与健康工作方针,以问题和需求为导向,坚持服务人民、科学准确的基本原则,力求为育龄群众,尤其是广大承受着不孕困扰的读者朋友,提供切实可靠的帮助。

　　《手册》内容框架的诞生源于对全国多个生殖中心就诊的不孕症夫妇展开的需求调查,通过问卷调查、线上线下访谈,并结合生殖中心医务人员总结临床工作中实际遇到的患者需求,编委会对调查结果进行分析总结,最终形成编写纲要。同时,参与编写《手册》的编者均是长期工作在临床一线的医务工作者,这也使得《手册》更加贴近患者,并具有科学性、可接受性和可操作性。《手册》旨在用通俗易懂的文字、图文并茂的形式,科学严谨又不失生动活泼地向广大群众传递辅助生殖相关健康知识。《手册》作为"妇幼健康知识科普丛书"的分册之一,通过介绍精卵的发育及男性女性生殖系统结构,阐述不孕症的概念、成因,帮助读者进行不孕症的自我诊断和卵巢功能自我评估;通过介绍辅助生殖技术的发展简史、基本概念、具体流程以及所涉及的法律法规,打破大众因未知而产生的对辅助生殖技术助孕的种种焦虑与恐惧;同时,对"生育力保存"等当下热点话题进行了探讨。《手册》也可作为基层妇幼健康机构、社区卫生服务机构相关工作人员的参考资料。

胡丽娜

2023 年 1 月

目　录

第一章 都说怀孕是自然的事，那我还需要帮助吗

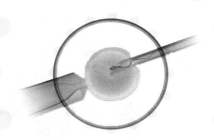

第一节 什么在主导着怀孕

1. 小卵的自传

大家好,我叫"小卵",住在一个叫"卵巢"的王国里,我有30万个小姐妹。每个月都会有一批姐妹被召集入宫,接受残酷的训练和选拔,最终只有最优秀的一个会晋封为公主,披上美丽的嫁衣,准备远嫁,其余被淘汰的姐妹就结束了短暂的生命。只有极少数公主是幸运的,与王子"小精"在宫殿外相遇,带她来到另外一个王国孕育新生命。大多数公主都在等待的绝望中逐渐逝去。

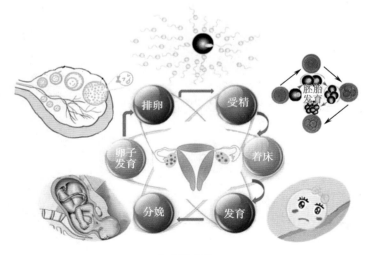

生命的奇迹

生命是神奇的,源自两个细胞的相遇及融合,在温暖的子宫内着陆,然后沿着遗传基因预设的轨迹发育,形成完整的生命体。生命的诞生依赖于正常的生殖器官结构和功能的完整。女性的卵巢、子宫、输卵管共同完成受孕过程。卵巢是女性的性腺,主要功能是产生卵子并排卵和分泌女性激素;子宫是孕育胚胎、胎儿的器官;输卵管是卵子和精子的结合场所及运送精子和受精卵的通道。

生命起源于卵巢内生殖细胞的发育,卵泡自胎儿期即进入自主发育和闭锁的轨道(表 1-1)。进入青春期后,卵泡由自主发育推进至发育成熟的过程依赖于促性腺激素的刺激。生育期每个月募集一批卵泡(3~11 个),其中一般只有 1 个优势卵泡可达完全成熟,并排出卵子。其余卵泡发育到一定程度逐渐闭锁退化,女性一生中一般只有400~500 个卵泡发育成熟并排卵。

表 1-1　不同时期生殖细胞状态和数量

时期	生殖细胞状态	数量
胚胎 6~8 周	原始生殖细胞逐渐发育成卵原细胞	约 60 万个
胚胎 11~12 周	卵原细胞开始发育成初级卵母细胞	
胚胎 16~20 周	生殖细胞数量达高峰	600 万~700 万个
胚胎 16 周至生后 6 个月	初级卵母细胞与颗粒细胞逐渐形成始基卵泡	
出生时	胎儿期卵泡不断闭锁	约剩 200 万个
青春期	儿童期多数卵泡退化	约剩 30 万个

卵巢内卵泡的周期性变化,决定了月经周期,这一过程受下丘脑-垂体-卵巢轴激素的调节。前一卵巢周期的黄体晚期及本周期的卵泡早期,卵巢开始募集一组窦卵泡群进入生长发育轨道。月经周期为 28 天的女性,月经周期第 7 天左右,卵泡刺激素(FSH)阈值最低的一个卵泡,优先发育为优势卵泡,月经周期第 11~13 天,优势卵泡逐渐长大、成熟;月经周期第 14 天左右,卵泡成熟后排出卵子,输卵管伞端将排出的卵子拾取,于输卵管壶腹部等待受精。卵子的

生存期为 24~48 小时，在输卵管壶腹部与峡部连接处受精，形成受精卵。受精卵沿着输卵管向子宫运动，通过输卵管峡部、输卵管间质部，到达子宫，并逐渐发育成胚胎完成着床，然后发育成胎儿。

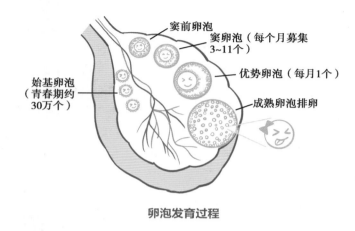

卵泡发育过程

（白 茜 张觇宇）

2. 精子的传说

无论男性、女性，最初都是从受精卵开始的。小 Y 是一颗携带有 Y 染色体的精子，在遇到卵子小 L 之前它是一只快乐的小蝌蚪。一次偶然的机会小 Y 和小 L 相爱并结合成了新的个体。小 Y 和小 L 的染色体汇合后不断地复制、分裂，细胞数量不断增加，一场新生命的奇迹正悄然发生……

当含有 Y 染色体的精子与卵子结合后形成胚胎并开始发育，发育初期便有部分细胞不可逆地定向转化为原始生殖细胞。随着胚胎的不断发育，原始生殖细胞在特定信号引导下不断增殖并向生殖嵴方向不断迁移，在生殖嵴中定向分化为生殖细胞。胚胎时期睾丸的发育和生长便启动了，大约在妊娠 7 周时睾丸开始分泌睾酮，睾酮使中肾管发育为附睾、输精管和精囊。妊娠 3~6 个月时睾酮水平达高峰，到出生时睾酮水平几乎降为零。出生后的前 6 个月，睾酮生成短暂上升，随后睾酮维持在低水平状态直至青春期。男性青春期的启动机制尚不是很清楚，但 FSH 和 LH 分泌不断增多，可以刺激睾酮的分泌和精子的生成。睾酮可以促进男性睾丸、阴囊及阴茎不断发育长大，男性第二性征不断凸显。

　　男性生殖器官分为外生殖器官和内生殖器官，外生殖器官包括阴囊、阴茎。内生殖器官包括睾丸、输精管道（附睾、输精管、射精管、尿道）、附属性腺（精囊腺、前列腺、尿道球腺）。

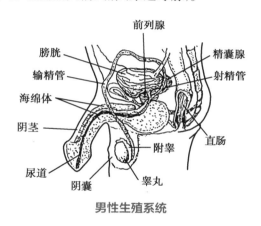

男性生殖系统

　　精子从精原细胞发育为成熟精子大约需要 64 天，精子主要在睾丸的生精小管中生成，经精原干细胞增殖、精母细胞减数分裂后形成精子，随后精子完成"变形"并进入附睾中进一步成熟，精子在附睾中获得活动能力、识别卵子的能力以及和卵子结合的能力。射精时，经附睾成熟后的精子经过长长的输精管和睾丸、附睾、前列腺、精囊腺、尿道球腺等分泌的液体共同组成精液排出体外。精子的生长过程受多种因素的影响，除身体内环境原因外，接触外环境的一些有生殖毒性的物质，长期吸烟饮酒、不规律作息，睾丸长期处于高温环境等都会对精子的质量及生长发育造成损害。

（孙成光　张觇宇）

第二节 什么是不孕症

1. 什么是不孕症

> 一天傍晚,Y 小姐又和 W 先生吵架了,导火索还是那个老话题——没怀孕。Y 小姐不禁想起刚结婚的那两年,一屋两人、三餐四季,柴米油盐也能浸透着星辰大海,锅碗瓢盆也盛满着诗和远方。然而,婚后两年小天使迟迟未至,伴随而来的是爸妈暗暗的担忧与公婆隐隐的责怪。刚开始,Y 小姐和 W 先生还能相互宽慰,互相打气,最近这个问题却成为生活中的一根刺,一旦提及,就心烦意乱。网络上种种关于"不孕"的信息更是让 Y 小姐坐立不安,Y 小姐迫切地想了解:究竟什么是不孕症? 为什么会出现不孕症? 发生不孕症要如何应对?

近年来,不孕症发病率呈快速增长趋势,统计数据显示,在我国育龄期夫妻中,不孕症发病率从 30 年前的不到 7% 攀升到目前的 13.6%~25%,患病人数超过 4 000 万,即每 8 对夫妇中就有 1 对有不孕不育问题。世界卫生组织(WHO)将同时具备以下两个要素者定义为"不孕症":①有正常性生活;②未采用任何避孕措施至少 1 年未怀孕者。

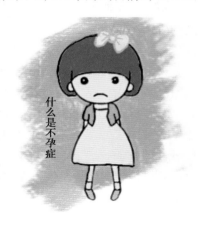

什么是不孕症

在导致不孕症的因素中,女方因素占 40%~55%,男方因素占 25%~40%,男女双方共同因素占

20%~30%，不明原因约占 10%。生育承载着家庭血脉的延续、人类社会的繁衍，有效解决不孕症患者的生育问题已迫在眉睫。

2. 女性因素导致的不孕症

要解答哪些女性因素可以导致不孕症，首先要了解卵子是如何跨越"万水千山"，与精子相遇成为一枚珍贵的受精卵。接下来，让我们一起听听卵子的讲述——生命的奇幻之旅。

大家好，我是卵子，尽管我成熟以后是人体最大的细胞，但在女性刚出生时，我还是个小小的初级卵母细胞，一层扁扁的前颗粒细胞围绕着我组建起始基卵泡，数百万个始基卵泡都静静等候在卵巢皮质浅层里。随着女性进入青春期，通过一系列择优选拔，约 4 万个卵泡被筛选出来并组建成"诞生生命"的预备军，进入卵巢皮质深层。在"司令部"（下丘脑）的统筹安排和"指挥官"（垂体）的指令下，卵泡进行着严格而规律的训练。每个月都会有一批"优秀小队"（窦卵泡）入选"执行分队"，经过 8~10 天的训练，筛选出 1 个"兵王"（优势卵泡），再经过 4~7 天集中训练发育为成熟卵泡，随后被"派遣出征"，来到卵巢表面。靠着前列腺素和蛋白溶酶"打孔"，并在急剧增加的卵泡液形成的压力助推下，我成功突破卵泡壁，将执行与精子汇合的使命。一片全然陌生的世界在眼前铺展开来，一片柔软的伞状物——输卵管伞轻轻地将我兜住，我顺着输卵管伞滑入输卵管管腔。走呀走呀，终于到了有着高高穹窿顶的壶腹部，这里就是我和精子先生约定好的相遇地。有时，精子先生还没到，我只能静静地等待，别无选择。我只有短短 24~48 小时的寿命，如果错过，生育这一使命就只能遗憾地交给下个月的"战友"了。正在我内心焦灼之际，精子先生们赶到了，速度最快的精子穿过围绕在我周围的卵丘颗粒细胞，突破包裹着我的透明带，我们终于相遇并且结合形成了受精卵。输卵管管腔内壁的纤毛摆动起来为我们庆祝,在它们的热情帮助下,我们来到了子宫腔。找寻到一片最温暖的"沃土"后,我们安顿下来,开启了新生命的篇章。

在这场充满变数的奇幻之旅中,任何一个环节的差池都会导致不孕症的发生。

(1)排卵障碍:即没有成熟的卵子自卵巢排出,在女性因素中占25%~35%。具体原因可分为以下4类:①下丘脑-垂体病变,即负责统筹安排的"司令部"(下丘脑)或发出指令的"指挥官"(垂体)因病变,无法发出足够强度的指令(促卵泡生成素FSH及促黄体生成素LH),导致卵泡发育受阻;②下丘脑-垂体功能失调,即负责统筹安排的"司令部"(下丘脑)或者发出指令的"指挥官"(垂体)因功能障碍,发出混乱的指令(LH、FSH比例异常),导致卵泡发育受阻,如多囊卵巢综合征;③卵巢功能衰竭,即"司令部"(下丘脑)和"指挥官"(垂体)的功能正常,但卵巢因功能衰竭丧失了对中枢指令的反应能力,导致卵泡发育受阻,如先天性性腺发育不全、卵巢早衰等;④高泌乳素血症,过多的泌乳素干扰"司令部"(下丘脑)的正常运转,使其无法正常统筹"指挥官"(垂体),进而导致卵泡发育受阻。

(2)输卵管异常:作为卵子与精子的"鹊桥",输卵管身兼数职,其伞端像设计完美的"机械手",可以精准捡拾排出的卵子,将卵子送到输卵管管腔中,随后作为"传输带"和"婚房"帮助卵子与精子相遇、结合并形成受精卵,最后通过自身的蠕动及管腔内纤毛的摆动协助受精卵进入宫腔。因此,输卵管的异常,可影响输卵管伞部"拾卵"、精卵相遇以及受精卵通过输卵管,常见的异常情况包括输卵管阻塞、输卵管积水、输卵管伞部结构异常等,可能与宫腔操作(如人工流产)、生殖道感染(如生殖器结核)、性生活不洁等相关。

(3)宫腔因素:即受精卵生长发育的"居住环境",主要包括影响宫腔形态的子宫病变(如子宫黏膜下肌瘤、子宫腺肌病、纵隔子宫等),影响"土壤"质量的子宫内膜病变(如子宫内膜息肉,流产、感染等导致的子宫内膜损伤、宫腔粘连及子宫内膜发育不良等），影响"土壤"环境的宫腔微生态异常及生殖器结核等宫腔感染。此外，子宫内膜异位症可能导致子宫内膜对胚胎的容受性降低，增加不孕症的风险。

（4）子宫颈因素：宫颈是精子进入宫腔的门户，宫颈病变及宫颈形态异常可直接影响精子上游进入宫腔，进而影响受精卵的形成。如宫颈手术瘢痕引起的宫颈管狭窄，使精子进入宫腔的道路从"通途"变为"羊肠小道"；宫颈炎症可引起白细胞等免疫细胞的异常聚集，由于精子对于女性自身机体而言同样是"外来户"，这些异常聚集的免疫细胞在抵抗病菌的同时也会杀伤、吞噬精子，影响精子进入宫腔。

（常瑞琪　胡丽娜）

3. 男性因素导致的不孕症

> 小 A 和小 B 夫妻结婚已经 3 年多，最近 1 年两人计划生小孩，没有采取避孕措施。妻子小 A 每个月都认真地计算排卵期，有时也用排卵试纸监测排卵时间。夫妻在预测的排卵日性生活，但多次失败打击了小 A 和小 B 夫妻的信心，各自怀疑是否因自己的原因才导致怀孕失败。小 B 想偷偷去医院做检查，看看自己的"小蝌蚪"是不是真的有问题。

小 B 的困惑，可能在不孕夫妇中占很大比例。目前认为男性因素所致不孕症的比例为 25%~40%，但因在男性不育原因的调查过程中往往以其配偶是否妊娠作为判断依据，所以常常导致这一比例被低估。

由于男性不育由多种因素造成，因此目前对于男性不育病因的分类有很多种。按影响男性生育环节的病因分类如下：

（1）内分泌因素：因一些疾病或外界因素影响人体下丘脑 - 垂体 - 睾丸轴系腺体分泌导致的不育。

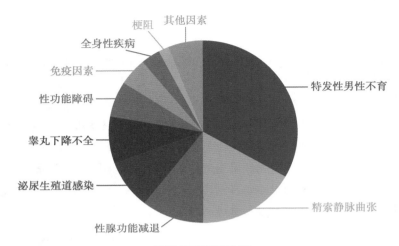

男性不育原因分类

（2）睾丸因素：因遗传、先天原因导致睾丸发育不良；因外伤、炎症、疾病导致睾丸生精功能障碍或丧失；因接触有毒有害物质或睾丸热调节障碍导致生精功能受损或精液质量下降；因甲状腺功能减退、严重肝功能障碍、慢性肾功能衰竭等全身性疾病导致睾丸生精功能下降。

（3）附睾因素：附睾缺如、梗阻或炎症。

（4）附属性腺因素：前列腺、精囊腺、尿道球腺等附属性腺疾病。

（5）射精障碍：勃起功能障碍、射精困难、不射精、逆行射精等。

（6）输精管道梗阻：精子从产生到排出体外要经过各种输精管道，如果这些管道因炎症、外伤、遗传等原因产生机械性梗阻，会使精子无法排出体外，从而导致不育。

（7）性交因素：过度频繁性交会导致单次排出的精子数量减少；过少的性交会更容易错过女性排卵期。

（8）免疫性不育：当因外伤、手术等原因导致男性血清中出现抗精子抗体且抗体滴度>1∶512时可导致免疫性不育。

（孙成光　张岘宇）

第三节 如何了解自己的卵巢功能

在备孕阶段,大家常常担心自己的卵巢功能是否正常,是否有正常的排卵,是否能顺利完成生育计划。在医院可以通过月经期检查激素水平(促卵泡生成素 FSH、促黄体生成素 LH、雌二醇 E_2、泌乳素 PRL、睾酮 T、促甲状腺激素 TSH)及经阴道 B 超监测窦卵泡数(AFC)进行较为准确、详细的卵巢功能评估,并通过经阴道 B 超进行排卵监测准确了解排卵情况。但是,很多人因为工作繁忙,暂时无暇去医院进行系统检查,有什么办法可以帮助女性在家里就能粗略了解自己的卵巢功能呢? 其实,大家可以通过观察月经周期及月经量、监测基础体温,并结合排卵期有无白带增多、轻微腰部酸胀等症状及尿 LH 试纸,粗略评估自己的卵巢功能及有无排卵,接下来就为大家一一介绍。

1. 我的月经正常吗

小 A 是一名非常懂事的女孩,以优异的成绩考上了重点大学,但她一直有件事放在心中难以启齿。自从月经初潮在高中来临后,小 A 的月经总是"不对月",通常都要延后 2 ~ 3 个月才来一次月经,并且每次月经量非常少,仅需使用 3 ~ 5 张护垫。每次听到室友谈论"这个月又来大姨妈了"这样的言论,她总是非常苦恼,不知所措。

月经是伴随卵巢的周期性变化而出现的子宫内膜周期性脱落及出血,规律月经的建立是生殖功能成熟的标志。正常月经具有周期性的特点,主要受下丘脑 - 垂体 - 卵巢轴(H-P-O 轴)调控,甲状腺、肾上腺等腺体分泌的激素对月经周期也有一定影响。月经来潮的第一天被认为是月经周期的开始，连续两次月经第一天之间的间隔时间，即为月经周期，平均 28 天，一般为 21~35 天。每次月经的持续时间称为经期，一般为 3~7 天。每次月经的总失血量称为经量，一般为 20~60ml，多于 80ml 称为经量增多，少于 5ml 称为经量过少。

月经可受多种疾病影响而表现异常。排卵障碍性异常子宫出血包括稀发排卵、无排卵及黄体功能不足，常见于青春期、绝经过渡期，在生育期也可由多囊卵巢综合征、肥胖、高泌乳素血症、甲状腺疾病等引起，常表现为月经不规则，经量、经期长度、周期频率、规律性均可异常。多囊卵巢综合征通常表现为月经异常和排卵异常，月经异常可表现为周期不规律（即初潮 2 年后仍不能建立规律月经）、月经稀发（即周期 ≥ 35 天）、量少或闭经（停经时间超过 3 个以往月经周期或 ≥ 6 个月）；排卵异常为稀发排卵（每年 ≥ 3 个月不排卵）或无排卵。宫腔粘连是妇科常见、治疗效果较差且严重危害生育功能的宫腔疾病，多次人工流产、刮宫所致宫腔粘连的发生率高，表现为月经量减少、继发不孕。月经周期、经期、经量的异常可反映激素水平或器质性异常，需及时诊疗。

上述案例中，小 A 在初潮后 2 年仍未建立规律月经，月经周期延长为 2~3 个月，经量极少，应该如何处理呢？首先，小 A 应积极就医，通过严格全面的病史询问，了解月经情况，有无肥胖、糖尿病等代谢异常疾病，既往有无不良孕产史，饮食情况及家族遗传病史。体格检查测定身高、体重、腰围、臀围、血压，评估是否存在多毛、痤疮等高雄激素血症体征，检查有无甲状腺肿大，评估乳房发育情况（Tanner 分级），了解有无溢乳等。再进一步完善血清睾酮、黄体生成素（LH）、促卵泡生成素（FSH）、雌二醇、抗缪勒管激素（AMH）检测，必要时可完善其他内分泌激素测定排除相关疾病，完善经阴道（有性生活者）/直肠（无性生活者）超声检查，综合评估是否符合多囊卵巢综合征的诊断标准，如确诊，通过生活方式干预、药物治疗，对于有生育要求者可予以促排卵。

（王 荔 吴艺佳）

2. 体温在告诉我什么

当人体处在清醒且非常安静,不受肌肉活动、精神紧张、食物及环境温度等因素影响时的状态即为"基础状态",基础状态下的体温即是"基础体温",也称"静息体温"。通常在休息 6~8 小时后,早上醒来后躺在床上,不进行任何活动,也不说话,将体温表放在舌下 5 分钟,可测得基础体温。

正常育龄期女性的基础体温与月经周期一样呈周期性变化。在一个月经周期内,基础体温的变化大致呈两种形态,分别为低温相和高温相,分为三个阶段。第一阶段为低温相,是月经周期的第 1~13 天,此期体温可有较小波动,但最高与最低温差通常不超过 0.3 ℃。第二阶段为过渡阶段,为体温快速上升期,通常在 3 日内体温快速上升 0.3 ℃或以上。第三阶段呈高温相,一般维持 12~16 天,之后体温又迅速降至低温相。

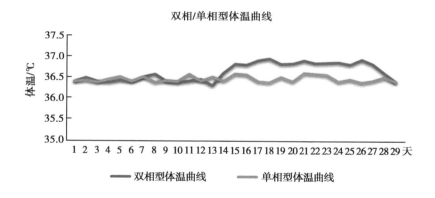

如何分析基础体温曲线呢? 一个月经周期内的基础体温曲线呈前低后高的双相型,提示该周期内有排卵的可能性大。如果一个周期内的基础体温曲线没有高温相,呈单相型,提示该周期内极可能没有排卵。如果基础体温曲线一直保持在高温相,且没有月经来潮,提示可能怀孕。

那么，对于有生育要求的女性，通过连续监测三个周期的基础体温变化，可大致确定自己的基础体温变化模式，在基础体温由低温相转变为高温相的时期同房，可提高怀孕概率。

因此，医生让小A监测基础体温的原因，是通过确定基础体温的变化模式，明确小A在月经周期中有无排卵，若无排卵，可予以促排卵等治疗方案。并且，通过监测基础体温变化模式，可在低温相转变为高温相的阶段指导同房，提高怀孕概率。

（王 荔 吴艺佳）

3. 细数排卵的那些"感觉"

> 小A自从月经初潮后，每次月经周期的第10~15天，总是会出现腰部酸胀、白带增多等不适。小A感到焦虑不安，于当地医院妇科门诊就诊，医生告知她这是排卵期的正常生理现象，这些不适的原因都来自"排卵"。

部分女性会在排卵期出现白带增多、轻度腰部酸胀等情况，这些通常是排卵时的正常生理症状。这种生理性表现出现的原因，在于女性激素的周期性改变。

女性盆腔内的卵巢与大脑的下丘脑、垂体相互影响。有人称下丘脑为"总司令部"调控垂体，而垂体作为二线"指挥官"可以再将命令下达至"一线战士"，即卵巢，临床术语为"下丘脑 - 垂体 - 卵巢轴"。当卵巢的激素达到一定阈值时，也可以反馈调控"总司令部"和"指挥官"。在排卵前，成熟卵泡分泌的雌二醇升高达阈

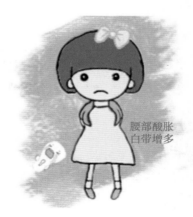

腰部酸胀
白带增多

值（$E_2 \geqslant 200pg/ml$），可以对下丘脑起正反馈作用。在这样的"正向激励"下，下丘脑会大量释放促性腺激素释放激素（GnRH），进一步调控垂体，使垂体释放大量促性腺激素，体内一旦形成促黄体生成素（LH）峰，就会诱发卵巢排卵。排卵后卵泡液流出，这个过程可以想象为"一个包裹着无菌液体的小弹珠突然破了"，那么卵泡液就会在机体局部形成无菌性炎性反应，这就是导致部分女性排卵期感到腰部酸胀的原因，这种现象在排卵后可逐渐消失。由于排卵所致的腰部酸胀是一种正常的生理现象，不必过分焦虑，可放松心情，适当锻炼，一般不需要医生进行处理。但值得注意的是，如果女性出现腰部酸胀，同时伴有发热、阴道分泌物异常或阴道流血等症状，应及时就医，完善妇科检查（有性生活者）/直肠指检（无性生活者）及血常规等相关检查，排除盆腔炎、阴道炎等疾病。

同样，在雌孕激素的影响下，宫颈及阴道黏液性状也会发生改变。排卵前随雌激素水平不断升高，宫颈黏液分泌量逐渐增多，排卵期宫颈黏液量多且变得非常稀薄透明，拉丝度可达 10cm 以上，这是部分女性排卵期白带增多的原因。而在排卵期过后，随孕激素水平逐渐升高，白带量较前会减少且性状变得黏稠。因此，排卵期激素影响下所致的白带增多、稀薄透明，属于正常生理现象。但如果白带量增多伴有异味，白带灰黄或豆腐渣样改变，甚至有黄绿色脓性分泌物，并伴有外阴瘙痒等症状时，需警惕阴道或宫颈炎症，应及时就医完善检查，并在医生指导下合理用药。

（王 荔 吴艺佳）

4. 如何了解自己的排卵情况

小 A 和老公结婚后幸福地生活了 3 年，最近两人有要小宝宝的打算，小 A 计划通过监测排卵准确预测排卵期。面对那么多监测排卵的方法，小 A 有点迷惑，不知该如何正确选择？

　　监测排卵有很重要的意义，有助于临床医生明确就诊者在月经周期中是否排卵，若存在排卵障碍则需予以药物治疗。通过监测排卵，明确人工授精及卵泡穿刺等操作的时间段，也可指导同房。那么，在日常生活中，妇女常用的监测排卵的方法是否有意义呢？

　　（1）排卵试纸：在排卵前，成熟卵泡分泌的雌二醇（$E_2 \geqslant 200\text{pg/ml}$）达到对下丘脑起正反馈作用的阈值，促使下丘脑大量释放促性腺激素释放激素（GnRH），致垂体释放促性腺激素并出现促黄体生成素（LH）峰，从而诱发排卵。LH 峰是预示排卵的可靠指标，于排卵前 36~48 小时出现。排卵试纸通过检测尿 LH 水平来定性预测 LH 是否出现峰值，可作为监测排卵的辅助手段。排卵试纸可以在一天中的任何时间测试，但监测期间每天测试时间应相同。测试前 4 小时内尽量不要排尿，测试前应避免摄入过多液体。排卵试纸有三种判读结果：①阴性结果：出现一条红色条带，即对照线显色而检测线不显色，表示无排卵；出现两条红色条带，但检测线比对照线着色浅，表示尿液中 LH 尚未出现峰值，需持续每天测试。②阳性结果：出现两条有色条带，且检测线着色等于或深于对照线显色，提示已出现 LH 峰值，将在 36~48 小时内排卵。③无效结果：对照线区内未出现有色条带，表明试验失败或试剂失效。

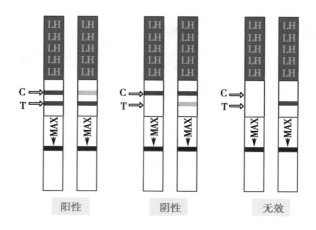

　　阳性　　　　　　阴性　　　　　　无效

排卵试纸的优点是使用方便，能够预测排卵，有较强的实用性。缺点是需要连续测试约一周；对于检测结果的解读较为专业，对使用者有一定的要求。此外，对于未破裂卵泡黄素化（LUFS）患者，使用排卵试纸可测得阳性结果，但并没有发生排卵，也无法成功妊娠。

（2）监测基础体温：基础状态下测得的体温即为基础体温。正常育龄期女性的基础体温同月经周期一样呈现周期性变化。在月经周期内，基础体温曲线呈现前低后高的双相型体温曲线，表示该周期内排卵的可能性大；单相型体温曲线则提示该周期内极可能没有排卵。

对于有妊娠意愿且月经周期规律的女性，连续监测几个周期的基础体温变化模式，可助于判断有无排卵。

监测基础体温适用于作息规律的女性，优点是操作简单，实用性强；缺点是不能预测排卵。

（3）观察阴道分泌物：排卵前，随雌激素水平不断升高，宫颈黏液分泌量逐渐增多，排卵期宫颈分泌的黏液变得非常稀薄透明，拉丝度可达 10cm 以上。排卵后，在孕激素影响下，黏液分泌量逐渐减少，变得黏稠且浑浊，拉丝度差且易断裂。观察者当月即可根据阴道分泌物的性状变化推测有无排卵。

（4）B超监测排卵：临床中最常用且最准确的监测排卵方法是B超连续监测卵泡发育，明确是否排卵。B超监测排卵的优点是准确率最高，可监测卵泡直径、卵泡周围透声环、卵泡壁齿状等结构，更适用于因不孕症在生殖医学中心就诊的女性患者；缺点是需要到医院进行检查，不能在家自行监测，而且每个周期通常需要监测3~5次。

监测排卵在临床上有重要的指导意义，临床中常使用B超监测排卵；使用排卵试纸、监测基础体温变化、观察白带性状变化等手段可作为监测和评估排卵的辅助手段。

（王　荔　吴艺佳）

5. 卵巢功能不好是什么原因造成的

> 婚后,小 A 夫妇打算升级成为"准妈妈""准爸爸"。作为 21 世纪的新青年,小 A 夫妇从网上了解到孕前检查的必要性后,便前往当地医院生殖医学中心进行了孕前检查。评估结果出来后,医生告知小 A 其卵巢储备功能并不乐观,建议她和家人商量后,尽早选择辅助生殖技术帮助怀孕。小 A 听后十分纳闷,自己也还没到网上常提的 30 岁警戒线,"大姨妈"也一直准时来访,怎么卵巢功能就变得不好了呢?

卵子属于不可再生资源,每位女性从出生起就携带了这一生所有的卵子,并且处于不断消耗中。尽管女性出生时有上百万个原始卵泡,但一生中真正能够发育成熟并排出的只有 400~500 余个,其余卵泡均因不同原因退化闭锁。我们无法逆转时间,使卵巢储备的卵泡变多,那么什么会损伤卵巢功能呢?

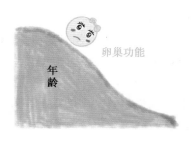

(1)年龄因素:年龄是卵巢功能减退的独立影响因素,随着年龄的增长,卵巢储备功能降低是自然界的客观规律,尤其在 35 岁之后,卵巢功能便走上了一条陡峭的下坡路,构成了所谓的"折棍"现象。为何年龄对卵巢功能影响如此之大? 研究发现,随着年龄的增长,卵母细胞中"生命时钟"——端粒体随之逐渐缩短,当端粒体的长度缩短到一定程度,其对卵母细胞正常分裂的保护作用逐渐减弱,染色体异常卵子产生的概率则随之增加。此外,我们的身体每天都在产生一些有害副产物(如活性氧等),年轻的时候,靠着身体里存在的一群"清理工",每天兢兢业业地将有害副产物清扫干净,避免这些有害副产物对机体造成损伤,随着年龄的增长,"清理工"

的清扫能力逐渐降低，来不及清除的有害副产物就堆积在身体里，损伤卵子的发育与成熟，并对卵巢中卵母细胞的数量和质量产生不良影响。因此，在追求爱情与事业的同时，备孕这项人生大事也需提上日程。

（2）遗传因素：女性卵巢功能的正常发挥，依赖于两条结构正常的 X 染色体，X 染色体上存在着维持卵巢正常功能的关键区域。染色体和基因的异常可能导致卵巢更早地步入"衰老期"。Turner 综合征、性反转综合征等 X 染色体的异常可导致卵巢早衰的发生。此外一些基因的异常也会影响卵巢功能，如 *PTEN*、*Tsc1*、*Tsc2*、*Foxo3a* 等基因表达缺失或突变，可直接导致"原料库"（始基卵泡池）的消耗加速，最终加快卵巢衰老。

因此，如果自己的女性亲属有卵巢早衰等情况，一定要尽早考虑备孕，必要时可求助于胚胎冷冻、卵子冷冻和卵巢组织冷冻等女性生育力保存技术。

（3）不良生活习惯：滥用补品、反复或过度节食减肥、熬夜等不良生活习惯会导致体内激素水平紊乱。补品中添加的雌激素可造成体内雌激素水平异常升高；过度节食减肥可造成糖、蛋白质等为大脑提供运转动力的营养物质缺乏，大脑中的下丘脑、垂体在长期缺乏营养的情况下受到损伤，无法发出足够强度调控雌激素、孕激素产生与分泌的指令（促卵泡生成素及促黄体生成素）；熬夜则会导致雌激素及促黄体生成素的异常升高。这些激素水平的长期紊乱会导致体内卵子发育受阻，并损伤卵巢功能。抽烟、喝酒等则会直接"毒害"卵子，损伤卵巢功能，同时还会增加胎儿畸形的风险。因此戒掉不良生活习惯，保持健康规律的生活作息，是"保养"卵巢的"不二法门"。

（4）精神因素：长期紧张、焦虑、抑郁等不良情绪会导致大脑皮层无暇指挥下丘脑 - 垂体 - 性腺轴的正常运转，而体内卵子发育及排卵的"主管部门"恰恰是下丘脑 - 垂体 - 卵巢轴，因此长期的不良情绪可能抑制卵子的发育成熟，影响卵巢功能。此外，长期紧张、焦虑会导致机体处于一种时刻戒备的状态，产生过多的促肾上腺皮质激素释放激素，损伤卵巢。

（5）医源性因素：主要包括放疗、化疗的细胞毒性对卵巢组织造成的损伤和盆腔手术（如输卵管切除术、卵巢囊肿剥除术、卵巢打孔术等）造成卵巢组织的直接损伤及卵巢血供的破坏，最终造成卵巢功能的损伤。因此，大家在治疗疾病之前，应询问主管医生目前可供选择的卵巢功能保护方案，并进行充分考虑。

（6）免疫因素：当人体内存在"敌我不分"的自身免疫性抗体（如抗核抗体、抗透明带抗体、抗心磷脂抗体等），这些抗体可能会攻击卵巢组织，导致卵泡出现异常的闭锁、退化，损害卵巢功能。如果遇到这种情况，需尽早前往风湿免疫专科就诊进行进一步的检查与治疗，必要时可求助于胚胎冷冻、卵子冷冻和卵巢组织冷冻等女性生育力保存技术。

（7）环境因素：环境污染、环境毒物等接触与蓄积可直接作用于卵泡，造成卵巢功能的损伤。如广泛存在于日常生活中的乙烯基环己烯，在生产橡胶轮胎、阻燃剂、杀虫剂、可塑剂及抗氧化剂等过程中均可产生，其主要代谢产物之一去氧乙烯基环己烯，可直接导致"原料库"（始基卵泡池）的消耗加速，从而加快卵巢衰老。因此，在日常生活中女性要注意保护自己，尽量避免暴露于环境污染、环境毒物中，如避免使用塑料容器加热食物，尽量减少杀虫剂、洗涤剂的应用，蔬菜、水果食用前要反复清洗，避免使用含有多环芳烃、邻苯二甲酸酯等环境内分泌干扰物的化妆品等。

卵子是宝贵的不可再生资源，"开源"这条路既然走不通，"节流"这条路就是每位女性的必修课，养成健康的生活作息，保持身心健康，呵护卵巢，呵护青春，呵护自己。

（常瑞琪　胡丽娜）

第四节 为什么怀上了却总是"保不住"

"又怀上了",看着验孕棒上的"两条杠",小 A 的心里却是五味杂陈。毕业、工作、恋爱、结婚,小 A 一直觉得自己的生活说不上十全十美,也算得上顺风顺水,婚后一年,小 A 和爱人开始备孕,却没想到幸福安宁的生活至此频起波澜。从发现怀孕到被告知"胎停"再到"清宫",小 A 经历了整整三轮,身体的伤害、内心的苦楚令小 A 对怀孕充满恐惧,然而对孩子的渴望又常常撕扯着她,身心俱疲。

统计数据显示,我国发生 2 次及以上流产的患者约占生育期女性的 5%,而 3 次及以上者约占 1%。我国将发生 2 次及以上在妊娠 28 周之前的胎儿丢失称为"复发性流产"。这里的胎儿丢失在临床上有多种表现形式:

(1)生化妊娠:即宝宝没能成功着床,直接的表现就是早孕试纸显示"两条杠"或查血人绒毛膜促性腺激素(HCG)值升高证明怀孕,然而 B 超检查却始终看不到妊娠囊,血、尿 HCG 值也渐渐降低,最后转为阴性。一般不超过 50 天受精卵就会随月经来潮一起排出体外。

(2)空孕囊:即 B 超下能看见妊娠囊,但始终没有胚芽长出。

(3)有妊娠囊、胚芽,始终无胎心。

(4)初时有妊娠囊、胚芽及胎心,后胎心停止。

导致复发性流产的原因十分复杂,包括:

(1)子宫解剖结构异常:宝宝住的"房子"——子宫的构造和别人不完全一样,对宝宝的生长可能有所影响,包括子宫先天性畸形(单角子宫、双角子宫、鞍状子宫、子宫纵隔等)、子宫颈功能不全、宫腔粘连、子宫肌瘤、子宫腺肌病等。

（2）内分泌因素：既可能影响"种子"（卵子）的质量，也可能影响"土壤"（子宫内膜），主要包括多囊卵巢综合征、甲状腺功能异常、高泌乳素血症、糖尿病等。多囊卵巢综合征患者，体内可存在异常升高的促黄体生成素、雄激素及胰岛素，可降低卵子质量和子宫内膜容受性；甲状腺激素

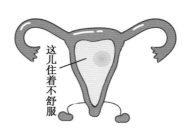

这儿住着不舒服

（T_3、T_4）是帮助身体内每个细胞、器官、系统摄取能量的"助推器"，同时在怀孕前 3 个月，宝宝还没办法自己产生甲状腺激素，全靠妈妈供给来维持宝宝的生长发育，当妈妈甲状腺功能减退，宝宝和妈妈体内都会出现甲状腺激素缺乏；高泌乳素则可影响卵母细胞的发育，从而引起黄体功能不全。这些内分泌的异常均可能增加流产的风险。

（3）遗传因素：其实也是"优胜劣汰"的体现，即本次妊娠的胚胎遗传物质存在异常，这种异常可能是由于夫妻染色体异常导致，也可能是染色体正常的夫妻在精子、卵子形成及结合过程中发生异常。

（4）感染因素：包括生殖道各种病原体感染以及弓形虫、风疹病毒、巨细胞病毒、单纯疱疹病毒等（TORCH）感染。这些病原体可沿着生殖道或通过血液感染宫腔、胎盘或胚胎，在相应部位引起炎症和损伤，干扰和破坏胚胎发育，增加流产风险。

（5）血栓前状态：简单理解就是机体处于一种血管容易被堵塞的高凝状态。对于胚胎或胎儿而言，子宫胎盘部位血管可谓"生命要道"，而血栓前状态使子宫胎盘部位血流状态改变，增加了这条"生命要道"堵塞的风险，使胚胎或胎儿缺血缺氧，最终导致不良妊娠结局。

（6）免疫功能异常：免疫系统是人体健康的守护神，兢兢业业地识别并清除侵入人体的外来"危险分子"。作为父母爱情的结晶，

胚胎同时携带着父母双方的基因,因此对于母体而言,胚胎并非纯粹的"自己人"。当出现免疫调节功能紊乱或免疫系统被过度激活时,胚胎就会被母体的免疫系统清除,进而发生流产等不良妊娠结局。

(7)其他:不良环境因素、心理因素、过重的体力劳动、不良嗜好(吸烟、酗酒等)、饮用过量咖啡、滥用药物及吸毒等。

上述因素有时会同时存在,大大增加了临床寻找病因的难度。面对纷繁复杂的病因,临床上常常需要进行系统而全面的检查,包括夫妻双方外周血染色体核型分析、流产物染色体核型分析、妇科B超、宫腔镜检查、盆腔磁共振,女性卵巢和垂体功能(性激素6项)、抗米勒管激素(AMH)、甲状腺功能等内分泌指标,以及血糖、凝血功能、易栓症筛查、同型半胱氨酸、叶酸代谢、生殖免疫筛查、精液DNA碎片等,布下天罗地网来缉拿导致反复流产的"凶手",进行针对性的治疗,帮助改善妊娠结局。

(常瑞琪　胡丽娜)

第五节　医院的孕前检查到底查了什么

1. 女性孕前检查项目

孕前检查是专业人员对计划妊娠的夫妇进行健康状况评估(表1-2),提前发现可能导致出生缺陷、流产、早产等不良妊娠结局的高危因素,为夫妇提供咨询和健康指导服务。

表1-2 女性孕前检查项目一览表

日期	分类	项目名称	检查或取样方式	备注
	基本检查	妇科超声	超声	
		性激素	血液	
		血常规	血液	
		尿常规	尿液	
		血型	血液	
		甲状腺功能	血液	
		肝功能	血液	
		肾功能	血液	
		空腹血糖	血液	
		子宫颈细胞学检查（1年内未查者）	宫颈脱落细胞	
	传染病检查	乙肝病毒抗原筛查	血液	
		梅毒血清抗体筛查	血液	
		艾滋病、丙肝抗体筛查	血液	
	感染性疾病	白带常规检查	阴道分泌物	
		支原体、衣原体、淋球菌	宫颈分泌物	
	其他检查	地中海贫血筛查（广东、广西、海南、湖南、湖北、四川、重庆等地区）	血液	
		TORCH	血液	
		75g口服葡萄糖耐量试验（OGTT）	血液	糖尿病高风险妇女
		血脂	血液	
		心电图	心电图	

（白 茜 吴艺佳）

2. 男性孕前检查项目

为保障优生优育及充分评估男性生育力，男性孕前检查需充分评估精液情况及与生育相关的传染病（表 1-3）。

表 1-3 男性孕前检查项目一览表

分类	项目名称	取样方式	备注
基本检查	第一次精液检查	精液	常规需评估 2~3 次，2 次间隔时间不少于 3 周
	第二次精液检查	精液	
	血型	血液	
	血常规	血液	
传染病检查	乙肝病毒抗原筛查	血液	
	梅毒血清抗体筛查	血液	
	艾滋病、丙肝抗体筛查	血液	
感染性疾病	支原体	尿道分泌物	
	衣原体	尿道分泌物	
	淋球菌	尿道分泌物	

（孙成光　张觇宇）

第二章 辅助生殖技术，
是我找寻的那把钥匙吗

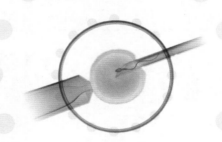

第一节　什么是辅助生殖

1. 人工授精——精心的挑选、精卵美丽的邂逅

梁女士和爱人都在一家外企工作,两个人没日没夜地拼命工作,以咖啡作为每天的活力支撑。她 30 岁生日那天,突然觉得两个人需要有一个爱的结晶,开始精心备孕,希望迎接新生命的到来,不知不觉一年多时间过去了,梁女士的肚子依然没有任何动静。到医院检查,才发现高强度的工作和压力导致她爱人精子活力差,在医生的推荐下尝试着做了一次人工授精,术后 14 天忐忑地用验孕试纸检测,两条红杠让两人欣喜若狂。

人工授精通过精液洗涤去除精液中的黏液、杂质及死的精子,筛选出精子中的"精英部队",直接注入女性生殖道内,走捷径到达"鹊桥"与卵子相会,制造一次精卵美丽的邂逅,孕育出生命的奇迹。

人工授精有 200 多年的悠久历史,1790 年 John Hunter 将一位严重尿道下裂患者的精液注入妻子的阴道内获得妊娠。1844 年,Wiam Parcoast 用供精者的精液为丈夫严重少弱精的妇女进行人工授精并获得成功。1954 年 Bunge 实施首例冷冻精子人工授精成功。1866 年美国的 Sims 相继报道了人工授精成功的病例。我国湖南医学院于 1983 年用冷冻精液人工授精成功。1984 年上海第二医学院应用精子洗涤方法人工授精成功。目前全世界人工授精婴儿已经超过 20 万名。

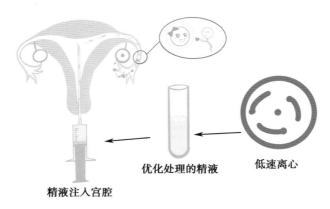

优化处理的精液   低速离心

精液注入宫腔

人工授精过程

人工授精主要用于解决以下因素导致的不孕：

（1）男性因素：男性因少精、弱精、液化异常、性功能障碍、生殖器畸形等不育。

（2）宫颈因素：其中最常见的是宫颈炎。宫颈炎是女性常见疾病，人工授精可提高这部分女性的妊娠成功率。宫颈炎也并不是常说的"宫颈糜烂"，宫颈炎患者通常没有症状，但一些女性会出现阴道分泌物异常及性交后出血。妇科检查可见宫颈管有脓性分泌物或棉拭子擦拭宫颈管容易诱发宫颈管内出血。沙眼衣原体及淋球菌感染是宫颈炎最常见病因，阴道毛滴虫、生殖器疱疹、生殖道支原体感染、阴道冲洗或暴露于其他化学刺激物也可能导致宫颈炎。

（3）生殖道畸形及心理因素导致性交不能等不孕。

（4）免疫性不孕。

（5）原因不明不孕。

据统计，目前国内单周期人工授精的临床妊娠率为12%~20%，单周期费用为4 000~6 000元，人工授精与自然妊娠相比的优势在于：

（1）通过洗涤、优化处理，筛选出精子中最具活力的"精锐部队"；

（2）人工方法将精子注入宫腔内，缩短了精子、卵子相会的路程；

（3）人工注射协助精子跨过了"最坎坷、曲折的关卡"，尤其对于宫颈狭窄、宫颈分泌物异常或子宫曲度异常患者，明显提高妊娠率。

人工授精按精子来源不同分为：夫精人工授精（AIH）及供精人工授精（AID）。AID 的精子来源于国家卫健委批准的人类精子库，每个募精者都是按照国家卫健委颁发的标准严格筛查，以保证受者和后代的健康安全。AID 主要适用于不可逆的无精子症，严重少、弱、畸精子症，或男方有严重遗传疾病等。为避免近亲结婚，AID 需严格遵守每名捐精者的冷冻精液标本最多只能使 5 名妇女受孕的规定及受者在同一治疗周期只能使用同一名捐精者的冷冻精液标本。同时，AID 需达到 100% 的随访率，并及时向人类精子库反馈妊娠、子代以及受者使用冷冻精液后是否出现性传播疾病的临床信息等情况，记录档案应永久保存。

人工授精前，夫妻双方均需完善相应术前检查，排除急性生殖道感染及传染病等禁忌证，女方需完善输卵管造影检查保证输卵管通畅的前提下实施人工授精。女方于月经第 8~12 天开始监测排卵，于排卵日或 24 小时内实施人工授精。人工授精后 14 天测血或尿人绒毛膜促性腺激素（HCG）确定是否妊娠。

（白　茜　张觇宇）

2. 试管婴儿技术诞生史

在 20 世纪 60 年代之前，不孕症夫妇因不能孕育后代而饱受困扰。为此，剑桥大学生理学家罗伯特·爱德华（Robert Edwards）博士和英国曼彻斯特市奥德姆总医院的妇科医生帕特里克·斯特普托（Patrick Steptoe）开始了不孕症的研究。1977 年，他们遇到了约翰·布朗和莱斯利·布朗夫妇。莱斯利患有严重的输卵管阻塞，9 年未孕。爱德华对她说，可以采取新的方法使她怀孕，但也许会有未知的风险。在绝望的尽头前莱斯利下定了决心，做一次大胆的尝试。爱德华博士通过腹腔镜从这位 32 岁妇女的卵巢内取出卵子，放置在已准备好的培养皿中，在 1977 年 11 月 10 日又用她丈夫的精子在试管内与"做好准备"的卵子相遇受精，形成了受精卵。接着，爱德华博士团队把受精卵培育 4 天后的"小胚胎"移植到莱斯利的子宫内。经过十月怀胎，莱斯利经剖宫产娩出一个体重2.6kg、体格健壮、发育正常的女婴，取名路易斯·布朗，这是人类历史上第一例试管婴儿。

因此，试管婴儿并不是真正在试管里长大的婴儿，其医学术语是体外受精（in vitro fertilization，IVF），用人工方法采取成熟的卵子和精子，在体外一起培养并形成早期的胚胎，然后移植到母体子宫内发育而诞生的婴儿。试管婴儿技术是针对精子和卵子不能在体内正常结合的一种治疗不能生育的方法。事实上，整个发育过程中真正在试管内的时间只有2~6天，胎儿最终还是在母体子宫内发育成熟。

几十年过去了，至今全球已有上千万人通过试管婴儿技术出生，他们中的许多人也已经通过自然受孕方式拥有了自己的下一代，这也很好地证明了体外受精技术的安全性和有效性。当时备受瞩目的路易斯·布朗仍然是一个健康而快乐的平常人。现在，她在一家幼儿园工作，已经结婚，自然分娩获得了自己的孩子。

IVF及其衍生技术发展极为迅速，技术迭代有了第二代单精子卵胞浆内显微注射（ICSI）技术、第三代胚胎植入前遗传学检测（PGT）技术。

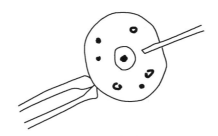

第二代单精子卵胞浆内显微注射技术

据统计，大约每十对夫妇就有一对存在生育问题，原因也有很多种，可能是男方的原因，也可能是女方的原因。所以，如果出现生育方面的困扰，夫妻双方都应及时去医院就诊，以尽早获得必要的治疗。

（邱宇含　胡丽娜）

3. "试管婴儿"的成功率如何

二孩政策的来袭，三孩政策的放开，让很多高龄产妇加入了备孕大军。越来越多的女性为了拼事业而推迟生育计划，想着拼好了事业再回来开花结果，却不知备孕难度已经不同往日，甚至备孕无果。这时，部分不孕不育者会选择试管婴儿助孕，那"试管婴儿"的成功率又如何呢？

不孕症的治疗包括促排卵治疗、人工授精、试管婴儿等，其中试管婴儿的成功率和效率最高。然而，即使"最高"，成功率也并非100%。目前，试管婴儿在世界范围内的全人群总成功率为40%~60%。但是，每个患者是一个单独的个体，情况不同，成功率也不同。影响成功率的因素较多，大致可归为以下几类。

（1）胚胎因素：卵子和精子相结合，受精后形成胚胎。作为"原材料"的卵子和精子，其数量、质量对试管婴儿成功率至关重要。育龄妇女的原始卵泡数随着年龄的增大而减少，35岁后卵泡数减少更快。同时，一些常见的内分泌疾病如胰岛素抵抗、甲状腺功能异常等也会影响卵泡的质量。年龄与基础疾病一方面导致可获取

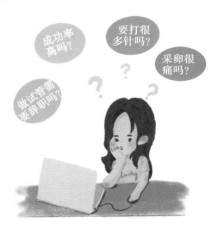

的卵子数少，另一方面导致取到的卵子质量较差。当男方精子活力较差或畸形率高时会影响受精，此时胚胎质量也会下降。胚胎质量的"打折"，直接影响成功率。

（2）子宫内膜因素：子宫内膜因素是影响试管婴儿成功与否的另一重要因素，通常情况下生殖中心判定内膜达标到可移植胚胎的厚度为8mm。反复宫腔操作如反复人工流产等导致子宫内膜炎症、粘连，或其他原因导致子宫内膜变薄，均会影响子宫内膜这块胚胎着床

的"土壤"。土壤贫瘠，怎么能结出很好的花果呢！另外，子宫内膜异常如子宫内膜息肉、黏膜下肌瘤、子宫腔粘连、先天性子宫畸形等均可能引起着床失败、流产、胚胎停育等。

（3）年龄因素：年龄是影响怀孕的独立因素。年龄对生育力的影响，主要是由于卵子老化造成，这个因素无法逆转，不是药物可以改变的。随着年龄的增长，生育能力会逐渐下降，35岁后下降明显加快，到了绝经期后就完全丧失。卵巢功能的衰退和人的衰老过程一样，无法逆转。

（4）情绪及生活因素：很多不孕症患者在长期的不孕症治疗过程中已经精疲力尽，对试管婴儿技术的不了解以及未来结局的不确定性，也无形中加重了不孕夫妇的心理负担。研究发现，不少施行试管婴儿助孕的女性存在焦虑、抑郁问题。长期的焦虑、抑郁状态会使女性处于应激状态，影响卵巢、子宫的血供以及子宫、输卵管平滑肌收缩的节律，这些最终都会影响胚胎着床。

日常生活中，吸烟、熬夜、久坐不运动、饮食不规律等不良生活习惯也会通过影响精子及卵子的质量，影响试管婴儿成功率。

在进入试管周期前，调整好健康的生活方式，保持一个好心情，调整体重至最佳的备孕状态，对于妊娠结局至关重要。

（5）内分泌及免疫因素：一些常见的内分泌疾病会影响备孕者的胚胎质量，例如甲状腺功能减退、黄体功能不足、高泌乳素血症等，在行试管婴儿助孕时，如患可能影响胚胎质量的疾病，应及时遵循医嘱进行内分泌治疗，并且及时检测。反复着床失败的不孕者需要先避孕，同时夫妻双方要检查是否存在引起母体对胚胎出现"排异"反应而导致流产或者不着床的免疫相关问题，例如抗磷脂抗体综合征等自身免疫性疾病，抗核抗体等免疫问题。当然，有些因素可能目前医学检测无法明确，这种不明原因不孕的发病率通常与年龄相关，超过30岁者发病率增高。对于不明原因不孕的患者，治疗的原则是增加每个试管周期中能受精的卵子数，增加胚胎的着床率，提高妊娠机会。

试管婴儿的成功率因人而异，但总体而言，及时就医，积极治疗不利因素，保持健康的生活习惯，尽可能在育龄期完成生育，对成功率的提高有巨大帮助。

（邱宇含　胡丽娜）

4. 什么情况下才可以做试管婴儿

> "医生，我们备孕很久很久了，五六年都没有结果，做了很多检查也都没有问题，可就是怀不上，我可以做试管婴儿吗？"小A几乎崩溃地向医生发出求助。其实，周围有不少这样的鲜活例子，一开始备孕无果却不以为然，时间长了亲朋好友们家中都添了晚辈的欢声笑语，自己却仍然毫无头绪，检查也没有任何问题。

试管婴儿的技术实施有严格的适应证与禁忌证，哪些不孕者可以做，哪些不能做，都是有指征的，并不是每一对生育困难的夫妇都符合试管婴儿助孕的标准。同时，一代、二代、三代试管婴儿所适用的人群也是不同的。

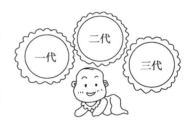

（1）一代试管婴儿：也就是常规体外受精与胚胎移植，在国内外这是运用最普遍的试管婴儿技术。当双方符合以下标准时，可以行一代试管婴儿助孕。

1）适用人群

● 女方各种因素导致的配子运送障碍：如双侧输卵管阻塞、输卵管缺如、严重盆腔粘连或输卵管手术史等输卵管功能丧失者。受精卵的形成需要精子和卵子相遇，而它们相遇的道路——输卵管出现了问题，必然会阻碍受精，影响胚胎的形成。

● 排卵障碍：正常女性每个月都会有一枚卵子排出，等待与精子相遇。如果没有规律的排卵自然也就形成不了受精卵，最终影响妊娠。大部分排卵障碍的患者可以通过促排卵治疗获得排卵。当然，也有难治性排卵障碍者经过反复的常规促排卵药物治疗，或结合人工授精技术治疗后仍未妊娠者，可选择试管婴儿助孕。

● 子宫内膜异位症：子宫内膜异位症导致不孕，经常规药物或手术治疗仍未妊娠者。

● 男方少、弱、畸精子症：男方少、弱、畸精子症或复合因素的男性不育，经宫腔内人工授精技术仍未获得妊娠，或男方因素严重程度较高不适宜实施宫腔内人工授精者。

● 免疫性不孕与不明原因不孕：反复经宫腔内人工授精或其他常规治疗仍未妊娠者；亦包括不孕年限很长，常规筛查找不出明显不孕原因的患者。

2）禁忌人群

有以下情况之一的夫妇禁止行试管婴儿助孕：

● 夫妻任何一方患严重的精神疾病、泌尿生殖系统急性感染、性传播疾病。

● 夫妻任何一方患《母婴保健法》规定的不宜生育且目前无法进行产前诊断或胚胎植入前遗传学诊断的遗传性疾病。

● 夫妻任何一方有吸毒等严重不良嗜好。

● 夫妻任何一方接触致畸量的射线、毒物、药物并处于作用期。

● 女方子宫不具备妊娠功能或严重躯体疾病不能承受妊娠。

（2）二代试管婴儿：专业名称是单精子卵细胞浆内显微注射（ICSI），可以理解为不孕夫妇男方的"福音"，其助孕的禁忌证和一代试管婴儿相同，适应证对男方非常"友好"，有以下情况之一可以行二代试管婴儿助孕：

● 严重的少、弱、畸精子症。

● 不可逆的梗阻性无精子症。

● 生精功能障碍（排除遗传缺陷疾病所致）。

● 免疫性不育。

● 体外受精失败。

● 精子顶体异常。

● 需行植入前胚胎遗传学检查者。

（3）三代试管婴儿：即胚胎植入前遗传学检测，在国内，一般不会常规行三代试管婴儿助孕，这项技术主要针对染色体异常以及部分患遗传性疾病的夫妇，具体的适应证与禁忌证如下。

1）适应证

● 染色体异常或结构异常患者。

● 夫妻一方为性连锁遗传病的携带者（例如血友病、假肥大性肌营养不良）。

● 可进行基因诊断的单基因患者或携带者。

● 用于解决骨髓移植供体来源困难时的 HLA 配型。

2）禁忌证

● 患《母婴保健法》规定的不能生育的疾病。

● 目前无法进行三代试管婴儿助孕的遗传性疾病（例如多基因病和大多数单基因病）；复发率<10% 的遗传病。

● 夫妻一方为严重遗传性神经、精神疾病患者或有严重智力、心理和精神问题。

● 有其他试管婴儿禁忌证的夫妇。

试管婴儿是通过非性交的方式，将精子和卵子在体外培养系统中进行受精并发育成胚胎，时机成熟后再移植到女性子宫中从而获得妊娠。所以正常性交的任何一个环节不能正常完成者，在双方身体条件允许的情况下，都可以做试管婴儿。需要注意的是，我国法律规定，以生育为目的选择辅助生殖技术助孕者，必须是已婚夫妻双方，能够提供结婚证件，对于未婚者不能实施试管婴儿技术。

（邱宇含　胡丽娜）

5. 做试管婴儿大概需要多长时间，花费如何，需要住院吗

现如今，越来越多的不孕症患者选择试管婴儿助孕，但在具体操作中却存在不少实际性问题。由于对试管婴儿了解不多，加之治疗

流程的不熟悉,不清楚具体花费,尤其对于上班族,更不知如何规划好自己的时间来完成"人生大事"。这里,我们就来揭开这一层神秘的"面纱"。

首先,在确定好需要试管婴儿助孕后,夫妻双方需要携带身份证、结婚证等有效证件,前往医院就诊。男女双方都需要进行一系列体格检查及实验室检查,以确定夫妻双方身体状况是否符合做试管婴儿的条件(适应证)以及是否适合妊娠。一般情况下,如果身体健康状况良好,一个月经周期之内就可以完成包括一般身体状况评估、染色体检查、卵巢功能评估等一系列检查。

其次,在所有检查确认合格后,医生会告知不孕夫妇双方试管婴儿的技术过程、成功率、副作用、对子代的可能影响及其他风险、费用、时间安排及随访要求等,并签署知情同意书。签署知情同意书后便开始了助孕程序。

Step 1 控制性卵巢刺激:这个过程也就是我们通常所说的"会打很多针"的过程,有的人在打针之前会先打 1 针再间隔约一个月后返院复诊,有的需要 2~3 针,医生称之为降调节,即让卵巢激素处于一个基础状态,以便于促排卵。当然,也有些患者不需要降调节,直接开始促排。促排卵过程通过抽血观察激素水平结合 B 超检测卵泡来控制药物用量,其实,真正会每天打针的过程只有 8~14 天。之后,卵泡的发育已接近成熟,需要促成熟准备取卵。

Step 2 取卵:在注射"夜针"后的 36~38 小时,就要进行取卵术,通常是在 B 超的引导下,用一根很细的穿刺针通过阴道壁进入腹腔进行穿刺取卵。整个过程持续 3~5 分钟,对于绝大多数女性来说,穿刺的不适感是可以忍受的。

Step 3 体外受精:在女方取卵当天,男方需要取精,然后实验室工作人员将优化处理过的精液加入卵母细胞培养皿中受精。一、二、三代试管的受精方式是有区别的,常规的体外受精(IVF)是将处理过的卵子和洗涤过的精子放入同一个培养皿,让它们自然地精卵结合形成胚胎;单精子卵细胞浆内显微注射(ICSI),也就是二代试管,是将处理过的精子人工注射到处理过的卵细胞,使精卵细胞无须经历复杂的过程，便能相互融合，形成受精胚胎；三代试管（PGT）是在形成胚胎后，取一块组织进行遗传学诊断，最后选择正常的胚胎进行移植。

Step 4　胚胎移植：一般来说，如无特殊禁忌证，且内膜达标，即可在取卵后 3~5 天进行胚胎移植。如果无法进行新鲜周期胚胎移植的患者，需将优质胚胎冷冻，在其他的月经周期内进行冷冻胚胎复苏移植。胚胎移植约几分钟，不会有痛感及不适感。

Step 5　黄体功能支持：移植胚胎后，根据每个人的情况，医生会辅以黄体支持药物，帮助胚胎着床，这期间可以正常安排工作及日常生活。

Step 6　妊娠的确立：移植术后第 14 天，即可检查血人绒毛膜促性腺激素（HCG）判断是否妊娠，至此，整个试管婴儿的前期工作就告一段落。在整个助孕治疗的过程中，应充分安排好自己的时间，兼顾生活与工作。除取卵术后出现严重的并发症如卵巢过度刺激、出血、感染等，绝大多数试管婴儿助孕者都不需要入院治疗，门诊随访即可。

在国内大多数公立医院生殖中心，一次试管婴儿的周期费用在 3 万 ~5 万不等。这与患者的年龄、卵巢功能、是否有腹部手术史、用药的剂量多少存在一定关系，也与选择的试管婴儿是一代（IVF-ET）、二代（ICSI）还是三代（PGT）等有关。二代试管费用相对于一代试管会多出单精子注射费及耗材费，而三代试管会多出胚胎遗传学诊断的费用。另外，如采取的卵子较多，需要冷冻保存、将来移植时还需解冻等，也将增加相应费用。

（邱宇含　胡丽娜）

6. 怎样认识卵巢过度刺激

　　"经历了体检、促排、取卵，好不容易获得了二十几个卵子，关键时刻，医生竟然不让我移植，签字都不行"，小 A 一边嘟囔一边走出医生办公室，此时夫妇两人心里都失望万分。面对年龄、家庭以及社会的压力，结婚三年多，小 A 夫妇一直备孕无果，内心迫切渴望一个宝宝的到来。经过一系列检查，下定决心接受辅助生殖助孕，本以为两三个月就可以怀上自己的宝宝，然而临门一脚时，医生考虑卵巢过度刺激风险，建议取消移植，等待两三个月后再进行胚胎移植。夫妇两人心里既失望又疑惑，卵巢过度刺激不就肚子里长点儿"水"么，真的有那么严重吗？

卵巢过度刺激综合征（OHSS）是超促排卵治疗引起的严重并发症，以卵巢增大、血管通透性增加、第三体腔积液及相关的病理生理过程为主要特征，临床表现以恶心呕吐、胸闷、腹胀、少尿等为主，严重时可发生肝肾功能衰竭、血栓形成、心包积液及急性呼吸窘迫综合征等危及生命的并发症。据文献报道，辅助助孕诱导排卵周期轻度 OHSS 发生率为 20%~33%，中度 OHSS 发生率为 2%~6%，重度 OHSS 发生率为 0.1%~0.2%，OHSS 死亡病例罕见，死亡率为 0.1‰~0.3‰。

OHSS 是一种自限性疾病，疾病预后与并发症的恢复情况有关，一般轻度患者可自行缓解；中重度患者易发生并发症，影响疾病的恢复，严重者可危及生命。临床上，如有严重 OHSS 趋势或已发生严重 OHSS，则建议行胚胎冷冻，视情况予相应治疗后择期行冷冻胚胎复苏移植术；如已行胚胎移植并发生妊娠，病程将延长，有可能仅需住院数天，也有可能需住院长达 4 周甚至更久；若不发生严重并发症，OHSS 不影响妊娠；如果发生严重 OHSS 及并发症，必要时需终止妊娠以缓解疾病的进程，挽救患者生命。

OHSS 的预防重于治疗，那么哪些患者容易发生 OHSS 呢？

（1）患者本身因素：高抗米勒管激素（AMH）水平（>3.36ng/L）、低龄（<33 岁）、既往 OHSS 病史、多囊样（PCO）卵巢（双侧卵巢窦卵泡计数>24 个）、基础窦卵泡计数（AFC>14 个）、低体质指数（BMI）、过敏体质（自身免疫性疾病）、甲状腺功能减退（存争议）。

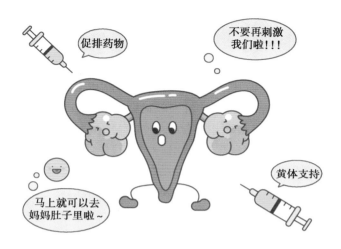

（2）卵巢功能相关因素：中 / 大卵泡数量多（13 个或以上直径 ≥ 11mm 的卵泡或超过 11 个直径 ≥ 10mm 的卵泡）、雌二醇（E_2）水平高或增长迅速及大量卵泡（$E_2 \geq 5\,000$pg/ml 和 / 或 ≥ 18 个卵泡）、获卵数（>11 个）、应用人绒毛膜促性腺激素（HCG）促发排卵或黄体支持、早期妊娠（早期妊娠致内源性 HCG 升高与晚发型 OHSS 相关）。

一旦发生卵巢过度刺激，其治疗过程对于女性来说是一个非常煎熬的过程，其费用甚至有可能超过试管婴儿的费用，无论从心理、生理还是经济上都会成为患者的负担。

（梁雪霏　王　芳）

7. 做试管婴儿会不会有后遗症

试管婴儿的过程前前后后历经 2~3 个月，药物促排、取卵、移植到确定妊娠，全家皆大欢喜。此时的喜悦冲刷走了所有助孕途中的辛酸，宽慰着自己所有的努力都是值得的。当然，辅助生殖技术毕竟是一项医疗技术，有获益，也就意味着需要承担一定风险。尝试试管婴儿助孕之后，除了卵巢过度刺激（OHSS）外，还存在什么风险呢？

（1）多胎妊娠：多胎妊娠是试管婴儿最常见的并发症，在体外受精（IVF）中，多胎率可高达 20%~35%。

(2) 异位妊娠：很多不孕症女性因多次异位妊娠而选择了做试管，认为直接把胚胎放到子宫腔内，不会到处跑。其实，试管婴儿也会有异位妊娠发生，异位妊娠的发生率占 3%~5%，宫内妊娠合并异位妊娠的发生率约为 1%。而其原因多与输卵管炎症、积水、感染史等有关。

所以，在移植胚胎前应尽量去除输卵管病因，如行输卵管结扎、栓塞术等。而对于已经确诊异位妊娠的患者，应及早返院治疗，同时避免剧烈活动，避免出现腹腔内出血等急腹症危及生命。

(3) 取卵后出血与感染：穿刺取卵术是试管婴儿过程中一项常规操作，该操作一般是安全的。但由于是侵入性的操作，可能会损伤阴道壁、盆腔内血管、邻近器官等引发出血。

感染主要是因为穿刺针经过阴道到达卵巢导致的卵巢炎、穿刺输卵管积水引起的炎症发作。很多接受 IVF 助孕的患者，其生殖系统本身有慢性炎症，穿刺取卵后引起原有盆腔慢性感染被重新激活引起病原菌的繁殖。术后预防性使用抗生素可有效降低感染风险。另外，穿刺取卵时可能将阴道的病原菌带入卵巢或盆腔。虽然术前准备时通常会用无菌生理盐水多次冲洗阴道，但穿刺取卵仍可能将阴道的病原菌带入卵巢或盆腔内其他部位，引起感染或进一步发展为盆腔脓肿或卵巢脓肿。穿刺取卵时也可能损伤肠管引起腹膜炎，但这种情况非常罕见。取卵术后如有不适感需及时上报给医务人员，以便明确诊断。

(4) 脏器损伤：大部分为盆腔脏器损伤，如肠管、膀胱、输尿管、血管等损伤。这类后遗症其实相对较少见，并且现代医疗技术可以及早地发现问题解决问题，不必过分忧虑。

(5) 卵巢扭转：由于促排卵药物的使用，卵巢的体积不断增加，卵巢也可能会调皮地沿着蒂部"转一圈"，此时的痛感应该是剧烈的。及时前往医院接受治疗非常关键，避免因为就诊不及时出现卵巢缺血坏死的情况。这里也要提醒所有的 IVF 助孕患者，在进入周期后，不要剧烈活动，或做增加腹压的活动，避免增加卵巢扭转风险。

（邱宇含　胡丽娜）

8. 试管婴儿和正常怀孕的孩子有没有区别

自 1978 年第一例"试管婴儿"成功诞生以来，越来越多的不孕不育夫妇通过辅助生殖技术受孕，该技术帮助成千上万的家庭实现了圆满。所谓家和万事兴，家中有孩子的欢声笑语，长辈们有了挂念与寄托，文化的传承，生命的延续，人类的繁衍也才有了意义。尽管如此，很多需要辅助助孕技术获得孩子的夫妻仍在犹豫辅助助孕技术的安全性，孩子是否会和自然孕育的小孩一样，能够健康茁壮成长。

与自然妊娠相比，试管婴儿的特别之处是受精和胚胎形成的过程在母体外进行。当胚胎移植进母体子宫后，整个过程与自然妊娠完全一致。

（1）试管婴儿的出生缺陷增加吗：出生缺陷是为人父母最关心的问题。一项发表在《柳叶刀》子刊的研究，通过对 1 790 个试管婴儿技术受孕母亲分娩的 2 231 个子代和 3 400 个自然受孕母亲分娩的 3 433 个子代对比发现，通过辅助生殖技术受孕的子代出生缺陷风险增加，这在一定程度上是由双胎妊娠大幅度增加所致；部分采用试管婴儿助孕的女性存在着年龄偏大、原发疾病多等不利因素，而这些因素也可能对胎儿发育造成一定影响，也相应增加了胚胎遗传缺陷。

目前关于试管婴儿是否会增加出生缺陷存在很大争议。部分研究认为二代试管被动受精的过程会损伤卵子，导致出生缺陷增加。然而从另一角度来说，第三代试管婴儿（PGT），可以通过对胚胎植入前遗传学诊断避免多种遗传性疾病发生，这又是自然受孕无法做到的。

（2）试管婴儿的孩子智力发育正常吗：智力发育也是父母比较关心的问题。近期越来越多的研究表明，采用试管婴儿技术出生的孩子在情商、智商以及运动能力等方面和自然受孕出生的孩子没有差距。当然，在智力发育正常的情况下，孩子未来的发展其实更多取决于父母的教育和培养。

医学发展程度无论多高,都无法保证每个出生的宝宝都十全十美。自然分娩的孩子,也无法保证百分百健康。怀孕后认真产检的目的也是为了进一步发现宝宝有无发育缺陷。总体而言,绝大多数试管宝宝都是正常、健康的。对于那些无法自然怀孕而又渴望生育的夫妇来说,选择试管婴儿助孕利远大于弊。辅助生殖技术与出生缺陷发生率的相关性仍然需要更多的研究证据。

(邱宇含 胡丽娜)

9. 试管婴儿有三代,一代更比一代好吗

试管婴儿发展到今天,技术已经非常成熟和稳定。目前,试管婴儿已经发展了三代,其实这只是一个称呼的说法,并不能完全理解为更新换"代"。

(1)第一代试管婴儿:即体外受精和胚胎移植技术(IVF-ET)。目前这是国内、外绝大多数生殖中心运用最多的辅助生殖技术,是将不孕症患者夫妇的精子与卵子取出体外,在体外自然结合,授精并发育成胚胎后,将胚胎移植入子宫腔内以实现妊娠的技术。

(2)第二代试管婴儿:即单精子卵细胞浆内显微注射技术(ICSI),即从精液中选择外形正常、活力好的单个精子,直接将其注入卵子里,使卵子被动结合受精。二代试管婴儿是目前治疗男性不育的重要手段之一,受精率可达 70% 以上。

正因如此,对于部分"男方因素"的不孕不育患者来说,二代试管可以更好地帮助精卵结合,改善受精的过程。然而,对于胚胎来说,被动受精是一个侵入的过程,所以仅限于严重的少 / 弱 / 畸精子症、不可逆的梗阻性无精子症、生精功能障碍、免疫性不育、体外受精失败、精子顶体异常、需行植入前胚胎遗传学检查等有必要的患者才选择这项技术。

(3)第三代试管婴儿:即胚胎植入前遗传学检测(PGT)。胚胎植入前遗传学检测是指,在体外对配子和胚胎进行遗传学检测,避免遗传病患儿出生的技术。第三代试管婴儿是指,在采用第二代试管婴

儿受精方式之外，对于所有形成的评分较好的胚胎通过医学检测手段取一部分获得单卵裂球，并对单卵裂球针对染色体异常、单基因遗传病等问题进行筛查，把有问题的胚胎淘汰，把正常的胚胎放进子宫内移植。所以第三代试管婴儿主要是针对夫妇一方或双方有家族遗传性疾病，为了避免将遗传性疾病传给下一代而采用的一种助孕方式。常规第二代试管婴儿在移植前不做胚胎染色体筛查。

2021 年发表在《新英格兰》杂志的一项临床研究，通过对 1 212 名符合 IVF 指征的 <38 岁不孕症患者进行队列研究，比较了常规体外受精（IVF）和使用第三代试管婴儿技术检测非整倍体（PGT-A）的累积活产率，结果表明传统形态学评估后 IVF 的累积活产率不低于 PGT-A 的累积活产率。

其实，三代试管婴儿是随着科学技术的发展，出现的 3 种不同的技术方法。每一种方法针对不同适应证的人群，并不单纯指一代更比一代好。

（邱宇含　胡丽娜）

10. 试管婴儿是不是都是双胞胎

在很多人的认知里面，试管婴儿大部分都是双胞胎。有这样的想法，主要还是对试管婴儿不了解。

在我国，目前规定每个周期胚胎移植数目不超过 2 枚。随着试管婴儿的成功率越来越高，试管婴儿多胎率近年也呈现明显的增加趋势。

其实，胚胎移植的数量，并不是越多越好。因为多胎的并发症发生率会明显比单胎高：妊娠期高血压疾病比单胎妊娠高 3~4 倍，且发病早、程度重。妊娠期肝内胆汁淤积症的发生率是单胎的 2 倍，易引起早产、胎儿窘迫、死胎、死产，围产儿死亡率增高；贫血的发生率是单胎的 2.4 倍；羊水过多发生率约 12%；胎膜早破发生率约达 14%。另外，宫缩乏力、胎盘早剥、产后出血、流产及早产、脐带异常、胎儿畸形等也是双胎妊娠常见的围产并发症。

同时，有些子宫畸形、身体差、身材偏小的人即使怀上双胎，并不一定能顺利足月生产，这种情况，医生会建议在合适的时机实施减胎术。这不仅是身体上的折磨，更给家庭带来负担。

因此，国内外辅助生殖技术发展到现阶段，对于试管婴儿的胚胎移植策略更多已倾向于单囊胚移植，一是多项研究证据表明单囊胚移植的成功率更胜一筹，二是减少多胎妊娠并发症的发生，降低妊娠期及围生期母婴风险。

（邱宇含　胡丽娜）

11. 辅助生殖助孕路上的种种担忧

不少的不孕女性由于对辅助技术的不了解，加上不确定因素以及社会、家庭带来的无形或有形的压力，其实内心是很焦虑的，且大多数的疑惑与未知更会加剧担忧所带来的恐惧与焦虑感。"医生，我备孕一直没怀孕，是不是只能做试管呢？""医生，我做试管是不是要打很多针，会不会提前衰老？"这都是临床上经常遇到的提问。

（1）不孕就一定要做试管婴儿吗：正常夫妇，如果没有避孕，正常性生活超过一年后仍不孕，就需要到专门生殖门诊就诊，寻找影响妊娠的原因，有些原因可以通过医学手段纠正后自然受孕。而对于普通门诊治疗仍不能自然受孕的患者通常会选择辅助生殖技术助孕。辅助生殖技术主要涵盖两个方面，一个是体外受精-胚胎移植，即常说的试管婴儿，另一个就是人工授精。人工授精是最接近于自然妊娠的一种辅助助孕方式。体外受精-胚胎移植技术相对其他辅助生殖手段来说技术含量高、医疗技术及环境要求高，但并不是所有不孕症患者的首要选择，除非有明确的试管婴儿适应证。

（2）促排卵是不是促的卵泡越多越好：当然不是！卵泡的个数和本身的卵巢储备功能、个体对药物的反应性有密切关系。有的女性获卵20余个，真正质量好的屈指可数，还会存在卵巢过度刺激的风险。而有些女性虽然取的不多，却都能获得好的胚胎。相比起数量，卵子的质量对形成好的胚胎更为关键。

（3）为什么我促了 20 个卵泡，就取出来 10 个卵子呢：首先，卵泡并不等于卵子，只能通过超声测量卵泡大小及性激素来判断卵子是否成熟，预估卵子的质量。但只有实施取卵术后在显微镜下看见卵子才能真正确定获卵数。看得见的卵泡不一定都能取出卵子，就好比同一颗树上的果实，成熟时间有先有后。医生在一个合适的时机决定取卵手术，希望能够一次取到最多成熟的可用卵子。因此，这个时机主要以大部分卵泡成熟为标准来定，必定有些卵泡会出现过熟老化或尚未成熟的情况，以致出现获卵个数与生长卵泡个数不匹配的情况，但这是每个超促排患者都会遇到的情况，所以对于这种现象无须过于纠结。

（4）做试管会卵巢早衰吗：当女性处于生育期时，每个月会有一批卵泡发育，一般为 3~11 个。这些卵泡经过募集、选择，通常情况下只有 1 个优势卵泡成熟，并排出卵子。就像众所周知的精子数量庞大，最后受精的却只能是千百万中的一个。在这群卵泡簇中，随着激素水平的变化，有些卵泡会对激素敏感，而有些不敏感，敏感的卵泡会优先发育好进入生长的下一阶段，大约在月经的第 7 天，在被募集的发育卵泡群中，发育最好的一个卵泡优先发育成优势卵泡，而其余的卵泡发育到一定程度通过细胞凋亡机制而自行退化，即发生卵泡闭锁，称为选择。后续优势卵泡继续增大，形成排卵前卵泡，随着黄体生成素（LH）峰值发生排卵。排卵后，若未受精，则在 14 天左右后迎来下次月经来潮。

试管婴儿促排卵则是通过增加药物的剂量使部分不敏感的卵泡进入敏感行列，也就是将原本会进入闭锁的卵泡利用药物拉回了生长队列，进一步生长，达到成熟卵泡的标准，而不是将以后的卵泡都提前用了，可以理解为"废物利用"。那么使用促排卵药物会不会影响后续的卵泡呢？当卵泡处于静止期时，对激素不发生反应。目前的研究结果也没有发现促排卵治疗导致卵巢早衰的直接证据，但尚需长期观察及更多的循证医学证据进一步说明。

另外，有研究表明，对不孕症患者应用促排卵治疗不会增加患者的卵巢肿瘤风险，但对于反复多次接受促排卵治疗的不孕患者，卵巢肿瘤的风险是否会增加尚缺乏相关大样本研究。

（5）内膜不好，要不要补充雌激素：好的土壤才能有利于种子的发育，有好的内膜条件，才能帮助胚胎着床。引起内膜不好有很多因素：手术的损伤、子宫内膜受体的缺乏、激素水平不足、先天发育不良等。戊酸雌二醇，是在试管周期中最常用、最可控的口服补充外源性雌激素的方法。在治疗过程中需要专业医生的判断来指导用药，不遵循医嘱的乱用药有时反而适得其反。对已受到损伤的薄型子宫内膜，单纯使用激素治疗无明显效果。

随着人民生活水平的不断提高，三孩政策的放开，越来越多的家庭面临着生育问题。在过去，或许会存在难言之隐无人倾诉，知识面受限不了解如何解决。但在科技飞速发展、医疗水平发达的信息时代，当我们在生育过程中出现问题时，应及时借助医疗手段，实现自己的家庭圆满。正如罗伯特·爱德华所说："没有什么比生育一个孩子更重要的事情。"

（邱宇含　胡丽娜）

第二节　进入辅助生殖前，我还可以尝试什么

1. 打针？吃药？——常规促排卵治疗

潘女士自从上大学就开始月经不调，有时候三、四个月才来一次月经，当时她觉得没有月经反而少了不少麻烦，也懒得去医院了。与张先生结婚 2 年多，依然没有怀孕，她才意识到月经不

调可能是她不孕的根源。去医院检查才发现患"多囊卵巢综合征",在医生的安排下,张女士开始了促排卵治疗,吃了几天药,打了几天针,卵泡仍然无动于衷。来回在医院折腾了好几个月,终于长出了优势卵泡,成功怀上小宝宝。

女性正常月经周期 28 天左右,约在月经周期第 7 天,有一个卵泡优先发育为优势卵泡,第 11~13 天,优势卵泡增大至 18mm 左右,第 14 天出现排卵,排卵后 2 周月经来潮。卵巢正常排卵受到"司令部"下丘脑和"指挥官"垂体的调控,卵巢也会不断向上级反馈自己的需求,称为下丘脑-垂体-卵巢轴,其中任一部位出现问题,均可导致排卵异常。

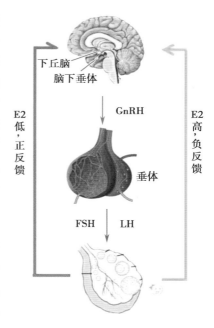

下丘脑-垂体-卵巢调节机制

月经初期,卵巢内均为小卵泡,雌激素(E_2)水平低,给下丘脑发出"饥饿"信号,总部便派遣促性腺激素释放激素(GnRH)到垂体下达指令,垂体开始向卵巢发放"粮食"促卵泡生成素(FSH)和促黄体生成素(LH),促进卵泡生长,卵泡生长到 18~25mm 后,E_2 水平高,负反馈至下丘脑,通过调节诱发排卵。

药物促排卵治疗常应用于:多囊卵巢综合征、黄体功能不足、排卵障碍性不孕、轻型子宫内膜异位症,或配合宫腔内人工授精治疗等。促排卵药物的作用原理便是作用于下丘脑-垂体-卵巢轴,促进卵泡发育。常用促排卵药物有氯米芬、来曲唑、HMG、高纯尿源 FSH 或基因重组 FSH 等。

（1）氯米芬（CC）

机制：属于选择性雌激素受体拮抗剂，CC"绑架"了下丘脑的传达员，E_2 的信号无法传达至下丘脑，下丘脑认为卵巢极度"饥饿"，便命令垂体不停发放"粮食"，卵泡开始快速生长。

用法：月经第 3~5 天开始口服，每天 50mg（1 片）/d，共 5 天，如无排卵，下一周期递增 50mg/d，最大用量为 150mg/d。

副反应：可能诱发多个卵泡生长，从而导致多胎妊娠或卵巢过度刺激，如出现 ≥ 3 个优势卵泡发育，建议取消该周期治疗，并预防过度刺激。此外，CC 有抗雌激素作用，影响子宫内膜厚度及宫颈黏液分泌，可与雌激素一同使用，减弱对子宫内膜厚度的影响。

（2）来曲唑（LE）

机制：芳香化酶抑制剂。芳香化酶可以促进 E_2 的合成，LE 抑制芳香化酶活性，从而降低 E_2 水平，下丘脑接收信号后开始"拨粮"，促进卵泡发育；LE 停药后 E_2 水平可迅速恢复，对子宫内膜厚度无明显影响。

用法：月经第 3~5 天开始口服，2.5~5mg（1~2 片）/d，共 5 天。

副反应：多卵泡发育风险增加。此外，雌激素低可能引起潮红、恶心、疲劳等。

（3）人绝经促性腺激素（HMG）

机制：从绝经妇女尿液中提取，每支 HMG 含 FSH 和 LH 各 75IU，相当于直接外源性给予"救济粮"，促进卵泡生长。

用法：可单独使用，月经期第 2~3 天开始，起始剂量为 37.5~75U/d，若卵泡以每天 1~2mm 的速度增加，则维持原量；若卵泡生长缓慢则每 3 天递增 37.5U 或每 5 天增加 75U，最大剂量 225U/d；可联合 LE 或 CC 使用，LE 或 CC 促排不满意小剂量递增时加用 HMG。

副反应：多卵泡发育，引起卵巢过度刺激综合征。

（4）高纯尿源 FSH 或基因重组 FSH：因价格昂贵，常用于体外受精（IVF）控制性卵巢刺激中，用法用量同 HMG。

值得注意的是，如果在促排卵过程中出现多个卵泡发育，可能引起卵巢过度刺激，需要避免剧烈运动，高蛋白饮食及多饮水，并观察自身是否有腹胀及尿量减少的情况，如果出现应及时到医院就诊。

（白 茜 张觇宇）

2. 输卵管不通，要尝试手术吗

> 小 A 结婚两年了，至今还没有怀孕，前段时间去医院检查过，医生告之输卵管不通，医生说可以考虑直接做试管婴儿，也可以考虑先做手术，再尝试自然受孕，她太纠结了，到底如何选择呢？

女性生殖系统是个极其精密的系统，正常生理状态下，输卵管最外侧如一把撑开的伞覆盖于卵巢表面，不与卵巢相连，但却有"拾卵"的作用。受精卵在输卵管形成后，输卵管通过纤毛运动，将受精卵移送至宫腔"着床"。女性生殖功能的完备必须依赖于结构和功能的成熟和稳定。

由于人工流产、腹部手术史、宫腔操作史、盆腔炎性疾病、子宫内膜异位症等问题的影响，输卵管性不孕是女性不孕最主要的原因之一。造成输卵管不通的输卵管病变包括：输卵管近端梗阻、远端梗阻、全程阻塞、输卵管周围炎、输卵管功能异常和先天性输卵管畸形。输卵管梗阻发生部位不同，对于怀孕的影响以及治疗措施的选择也有很大影响。手术治疗是治疗输卵管不通的一种选择，但并不是所有的输卵管不通都可以手术治疗，不同的输卵管梗阻，手术方式也不尽相同。

可选择的手术方式有：宫腔镜检查＋输卵管通液术、腹腔镜检查＋输卵管通液术、宫腹腔镜手术，每种手术方式各有优缺点，医生会针对不同输卵管不通的情况，给出相应的医学建议。不同的输卵管梗阻情况，治疗方式也不尽相同。

（1）输卵管双侧近端梗阻：输卵管近端梗阻一旦诊断，建议直接考虑体外受精（IVF）。但具体治疗方案需要与夫妻双方沟通，如选择手术，可考虑输卵管插管疏通术，因为近端梗阻绝大部分是因为输卵管峡部结节性输卵管炎和输卵管纤维化阻塞导致，疏通效果极差，术后妊娠率低，也有术后异位妊娠发生可能。

（2）输卵管双侧远端梗阻：输卵管远端梗阻可考虑 IVF 或手术治疗，但也要结合女方年龄、卵巢功能、男方精子质量以及是否合并其他不孕因素综合判断。如果为复发性输卵管梗阻，建议直接考虑 IVF；如果既往发生过输卵管妊娠，发现存在输卵管梗阻，也推荐直接 IVF。

（3）输卵管单侧梗阻：输卵管单侧梗阻既可考虑直接 IVF，也可考虑先行手术治疗，目前临床上对于单侧输卵管梗阻的患者没有理想的治疗方案定论，需要结合女方卵巢储备情况、输卵管梗阻部位以及患者双方的意见和需求综合判断。

（4）输卵管积水：输卵管积水会降低胚胎移植术后的妊娠率，所以推荐女性先行手术治疗输卵管积水，输卵管切除、输卵管结扎和远端造口都是解决输卵管积水比较好的手术方式。

不同输卵管疾患的手术治疗需要经过专业生殖外科医生评估，通过术前和术中评估，制定个体化的治疗方案，但所有生殖外科的手术原则都是恢复解剖结构，保护并提高女性自然受孕的能力。尤其在手术中，由于输卵管毗邻卵巢，输卵管与卵巢之间的血供联系紧密，相互之间存在大量吻合支，所以输卵管手术可能某种程度上影响卵巢功能，尤其是输卵管切除术，手术操作必须轻柔，分离时尽量保留输卵管系膜，并紧贴输卵管下部进行切除，尽量减小手术对卵巢血流的影响。

输卵管不孕的治疗结局与诊断的准确性、病变的特征、医疗手段的供给以及夫妻双方的个人意愿都密切相关，所以选择合适的治疗方式，虽然看似是比较简单的事情，但需要接诊医生以及夫妻双方共同商议个体化的治疗方案，这样才能早生贵子！

（刘帅斌　胡丽娜）

3. 子宫肌瘤需要手术吗

> 王女士一年前就开始出现月经量比以前增多,而且老是不干净,也没有引起足够重视。因为结婚 2 年仍没怀孕,来到医院检查,彩超提示黏膜下子宫肌瘤,医生告诉她可能需要手术治疗。但王女士担心手术可能有并发症,一直犹豫不决。

(1)子宫肌瘤是否影响怀孕:子宫肌瘤对怀孕的影响主要取决于子宫肌瘤的位置,也就是子宫肌瘤是否改变宫腔形态。按照肌瘤与子宫肌壁的关系分为浆膜下子宫肌瘤(20%)、肌壁间子宫肌瘤(60%~70%)、黏膜下子宫肌瘤(10%~15%)。

- 浆膜下肌瘤:大部分突向"墙外面",不影响子宫的大小和形态,对受精卵的着床和生长基本不影响。
- 肌壁间肌瘤:大部分位于"墙壁间",一般不影响子宫的形态,对受孕无明显影响;但当肌瘤直径较大或肌瘤距离"墙内面"较近时,也可能对子宫的环境带来影响,不利于宝宝在这里生长。
- 黏膜下肌瘤:突向子宫内,导致宝宝生长空间变得狭小、坚硬,引起受孕困难或流产。

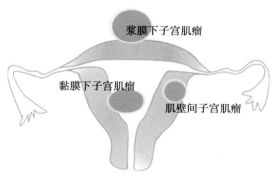

子宫肌瘤示意图

（2）子宫肌瘤需要治疗吗：需要根据子宫肌瘤的位置、大小、是否有症状等多方面因素综合评估。

● 浆膜下肌瘤：对妊娠影响小，基本不会有临床症状，一般不需要特殊治疗，仅在对周围器官出现压迫或可疑癌变时选择手术切除。

● 肌壁间肌瘤：大多数肌壁间肌瘤不需要特殊治疗，肌瘤直径大导致月经量增多或出现压迫症状、可疑肌瘤恶变为明确的手术指征。对于无症状的女性，如果肌瘤直径>4cm、距离内膜<5mm，找不到其他不孕的原因，需要处理肌瘤。

● 黏膜下肌瘤：对妊娠的不良影响较明确，一旦诊断，一般选择宫腔镜下子宫肌瘤切除术。

（3）子宫肌瘤的治疗方式有哪些：子宫肌瘤的治疗根据患者的生育要求、肌瘤位置、肌瘤大小、是否有症状等综合评估。

1）手术治疗：分为经腹手术（包括开腹和腹腔镜）及宫腔镜手术。

浆膜下肌瘤及肌壁间肌瘤采用经腹手术，具体选择腹腔镜还是开腹手术，取决于术者的手术操作技术和经验，以及患者自身的条件。对于肌瘤数目较多、肌瘤直径大（如>10cm）、特殊部位的肌瘤、盆腔严重粘连手术难度增大或可能增加未来妊娠时子宫破裂风险者宜行开腹手术。此外，对于可能存在不能确定恶性潜能的平滑肌肿瘤甚至平滑肌肉瘤者，应选择开腹手术。对于有生育要求者手术要尽量减少对正常肌层的破坏。开腹或腹腔镜术后，如无特殊情况，第二天可适当下地活动，促进肠道功能恢复。

黏膜下肌瘤及改变宫腔形态的肌壁间肌瘤需采用宫腔镜手术。但手术可能引起宫腔粘连，尤其是多个黏膜下肌瘤切除术后，子宫内膜大面积受损，对妊娠的影响大。术后放置防粘连凝胶、宫腔支架等可能会减少宫腔粘连的发生；术后尽早再次行宫腔镜检查，及时发现粘连，并手术切除，可改善预后。

2）HIFU治疗：高强度聚焦超声（high intensity focused ultrasonic，HIFU）是在超声或MRI引导下，将体外低强度的超声波聚焦于体内的目标区域，形成高能量密度的焦点，致焦点区域的组织快速升温，在很短时间内发生凝固性坏死，即消融。适用于要求保留子宫者，尤其适合不能耐受或不愿意手术的患者。HIFU 治疗后子宫体积缩小，使得因肌瘤所致的宫腔形态改变得以恢复，且较多研究表明 HIFU 治疗对卵巢功能的影响较小，因此对于有妊娠意愿的患者，HIFU 可能是一种安全且有效的方式，但需要大量循证医学证据证实其安全及有效性。HIFU 的治疗效果与子宫肌瘤的大小、数目及位置相关。

3）子宫动脉栓塞治疗：经皮股动脉穿刺插管，进入子宫动脉，将栓塞剂（一般为聚乙烯醇）注入，以完全阻断子宫肌瘤血流，进而使其缩小坏死。适用于要求保留子宫者，尤其适合子宫肌瘤剔除术后复发、有多次腹部手术史、不能耐受或不愿意手术治疗者。但子宫动脉栓塞可能影响卵巢及内膜血供，引起卵巢功能减退或宫腔粘连，对受孕的影响有待进一步认证。有研究者随访了 105 例行子宫动脉栓塞术的患者，15 例患者术后成功妊娠，其中 2 例自然流产，13 例成功分娩。

（4）子宫肌瘤治疗后多久可以怀孕：经腹手术后避孕时间应结合术前超声及术中所见肌瘤大小及位置深浅决定：①浆膜下肌瘤、肌壁间肌瘤距离内膜>5mm 者，可以不避孕。②肌瘤底部距离内膜 3~5mm 者，避孕 3~6 个月。③肌瘤底部贴近内膜或术中穿通宫腔者，避孕 1 年。

宫腔镜手术患者的子宫内膜大多 3 个月内完全恢复，且肌瘤可能复发，建议术后 3 个月尽快尝试妊娠。可根据肌瘤的大小及肌壁间位置深浅酌情延长避孕时间。

HIFU 治疗一般需 3 个月左右恢复时间，3 个月后可尝试妊娠。

（5）子宫肌瘤患者妊娠后需要注意什么：子宫肌瘤手术治疗可能损伤子宫肌层，妊娠期有发生子宫破裂风险，需警惕有无急性腹痛症状，如剔除肌瘤位置较深者需剖宫产终止妊娠。如肌瘤未手术治疗或仍有残留肌瘤者，妊娠期肌瘤可能增大或出现红色变性，多表现为腹痛、发热、白细胞升高等，需抗炎、保胎等对症治疗。

子宫肌瘤的手术治疗是一把双刃剑，治疗肌瘤的同时可能带来其他并发症，需充分评估利弊之后选择合适的治疗方法。

（白　茜　胡丽娜）

4. 卵巢囊肿要先手术吗

小 A 在进入试管婴儿周期前，做了一个妇科彩超，医生诊断为卵巢囊肿，她特别紧张，找了好几个医生看，有的医生说需要做手术，有的医生说可以观察，那么到底应该如何治疗呢？是否发现卵巢囊肿就需要手术呢？

卵巢是女性生殖系统的重要组成部分，既是卵子发生的场所，也是重要的内分泌器官，其内分泌功能主要是分泌甾体激素和多肽激素。所以卵巢其实一直在不断地增生过程中，而且卵巢的代谢水平也比较高，是各种疾病的"好发地"。卵巢是全身各脏器原发肿瘤类型最多的器官，其中大多是良性肿瘤。那么是不是在进入试管婴儿周期前彩超发现卵巢囊肿就一定需要手术呢？什么样的囊肿需要手术治疗呢？

首先，有相当一部分卵巢囊肿是生理性囊肿。一般来讲，卵巢生理性囊肿会在月经中后期出现，一般是由于黄体出血或卵泡黄素化不破裂综合征导致，不会超过 5cm，一般可自行消失，生理性的，顾名思义，也就不需要特别处理。

如果 2~3 个月后月经干净复查囊肿没有改变，就需要考虑病理性囊肿了，最常见的良性病理性囊肿有浆液性囊腺瘤、黏液性囊腺瘤、良性囊性畸胎瘤、巧克力囊肿等。如果考虑是病理性囊肿，理论上讲就需要手术治疗，因为只有术后病理诊断才能确诊，才能排除恶性肿瘤的可能，所以一旦考虑病理性囊肿，需要及时和医生讨论治疗方案，必要时择期手术，一方面可以诊断，也可以治疗。

需要单独提出的是，如果彩超提示囊肿内密集点状回声，并且同时伴有不孕或严重的痛经，需考虑巧克力囊肿（也就是子宫内膜异位囊肿，内容物形似巧克力，俗称"巧克力囊肿"）的可能，因为巧克力囊肿一般伴有盆腔粘连，手术可能对卵巢储备功能产生损害，所以如果怀疑巧克力囊肿超过 4cm，或者合并不孕症的人群，应及时考虑手术治疗，但术前应评估卵巢储备功能，如果已经存在卵巢储备功能低下的情况，则不宜手术，直接 IVF。

如果彩超提示囊实性或者实性包块或者囊肿壁内有乳头增生影像时，要考虑恶性肿瘤风险的可能，需要进一步结合磁共振、肿瘤标志物或其他影像学检查等进一步评估情况，及时手术治疗。

卵巢囊肿多种多样，对于怀孕的影响各不相同，需要结合血清学、影像学检查综合评估，大部分卵巢囊肿为良性包块，但仍然存在扭转、感染、破裂、恶变等风险，需要结合女性自身情况以及医生的建议，制定个性化的治疗方案。

注意事项：①卵巢良性囊肿是否手术，需要结合囊肿性质、大小、影像学结果以及病史情况综合判断。②如手术应优先考虑腹腔镜手术。腹腔镜手术过程中需注意完整剥离囊肿；彻底止血；尽量减少能量器械的使用，减少能量损伤作用。③如囊肿过大，优先考虑缝合方式止血，一方面恢复卵巢正常形态，另一方面止血，但需注意缝线不可过密，选择较细的缝线，减少对卵巢皮质的影响。

此外，如果手术前后有证据提示有恶性可能的情况，需根据不同的情况考虑是否保留生育功能。比如卵巢交界性肿瘤可以优先考虑做保留生育功能的手术，但卵巢上皮性肿瘤保留生育功能的手术一定要慎重，需要严格遵循保护生育功能手术的原则，如上皮性卵巢肿瘤患者完成生育功能后，需及时行全子宫双附件切除。

（刘帅斌　胡丽娜）

5. 进行辅助生殖技术之前需要常规进行宫腔镜手术吗

小 A 终于要进辅助生殖周期了，之前做过彩超子宫一切正常，以前也没有做过人工流产，有的医生建议常规做宫腔镜检查以排查子宫的问题，小 A 心里犯了嘀咕，我什么都是正常的，需要做一个宫腔镜手术吗？

宫腔镜检查是用于子宫腔内检查和治疗的一种内镜检查技术，宫腔镜以其直观、准确的优势成为妇科出血性疾病和宫内病变的首选检查方法，也适用于原发性或继发性不孕的宫内病因诊断、子宫异常出血的探查、宫内节育器的定位与取出、宫内异物取出、宫腔粘连的治疗等。

那是不是所有的辅助生殖周期前都需要做宫腔镜检查或手术呢？有些医生认为，进入试管婴儿周期前常规进行宫腔镜检查，不仅可以直观地排查如内膜息肉、黏膜下肌瘤、宫腔形态异常或宫腔粘连等各种内膜病变，也可以去除影响胚胎种植的不利因素，同时由于宫腔镜检查造成轻度的内膜损伤并引起损伤后的炎症反应，能引起细胞因子和生长因子的释放，炎症反应可能有利于内膜为植入做准备，提高妊娠率。

但在 2016 年，荷兰研究者发表在《柳叶刀》杂志上的一篇文章给出了确切数据的回答，通过一项包括 7 家大学医院和 15 家大型综合医院共同完成的多中心随机对照试验开展此项研究。纳入患者为既往经阴道超声检查正常的妇女。在进行试管婴儿之前进行和不进行宫腔镜检查，分为宫腔镜组和立即试管婴儿治疗组，观察的主要临床指标是 18 个月内的活产率。调查结果提示，2011 年 5 月 25 日至 2013 年 8 月 27 日研究人员将 750 名女性随机分配到两组，其中接受宫腔镜检查组 373 人，立即试管婴儿治疗组 377 人。宫腔镜组有 369 名妇女纳入研究，其中 209 名妇女（57%）在试验期间怀孕并分娩；立即试管婴儿治疗组有 373 名妇女纳入研究，其中 200 名妇女（54%）在试验期间怀孕并分娩，两组数据无统计学差异。该研究结果表明：常规宫腔镜检查并不能改善不孕症患者的活产率，所以对于经阴道超声检查正常的女性，不需要常规进行宫腔镜检查！随着医学的发展和医疗证据的不断更新，不孕症患者是否需要常规行宫腔镜检查可能未来会有更多的证据显现。

但如果既往存在反复种植失败，或存在月经异常，或彩超有异常的妇女，在进入辅助生殖周期之前，应进行宫腔镜检查和手术，宫腔镜检查时间一般选择在月经干净后 3~7 天的早卵泡期进行，此时子宫内膜较薄,宫内病损最易显现。

(刘帅斌　胡丽娜)

6. 子宫内膜异位症患者如何备孕

> 小 A 在大城市打拼,终于有了自己幸福的小家,刚刚结婚就打算要一个自己的孩子,在去医院做孕前检查的时候,医生告知小 A 她可能患有子宫内膜异位症,这让小 A 特别焦虑,不知道怎么办了。网上有的说需要手术,有的说手术可能对卵巢有影响,到底应该怎么办呢?

子宫内膜异位症是育龄期女性的常见病,也是不孕症的常见原因。顾名思义,子宫内膜异位症是指具有生长功能的子宫内膜种植于子宫腔以外部位引起的疾患。如子宫内膜异位到卵巢上,称为"巧克力囊肿";如异位到子宫肌层中,称为"子宫腺肌病";子宫内膜也会异位到如宫骶韧带、腹膜、阴道直肠隔、肠道等部位。

子宫内膜异位症最常见的症状就是慢性盆腔痛与不孕。子宫内膜异位症不但影响卵泡生长,降低卵子质量,引起排卵障碍,而且可导致盆腔解剖结构异常(比如输卵管粘连阻塞等)、腹腔微环境改变、精卵受精以及胚胎种植异常,从而导致不孕症。那么子宫内膜异位症的患者,该如何备孕呢? 常见的手段包括药物治疗、手术治疗及辅助生殖技术。

(1)药物治疗:如果考虑子宫内膜异位症,在备孕情况下,不推荐单纯的药物治疗,包括短效避孕药、孕激素、促性腺激素释放激素类似物(GnRH-a)、达那唑等,因为这些药物都不能改善患者的生殖预后,也就是不能提高妊娠率和活产率。子宫腺肌病的患者,可以考虑使用促性腺激素释放激素激动剂(GnRH-a)治疗 3~6 个月,停药后有一定的妊娠率。对于手术治疗无效或年龄较大的患者,应及时使用人工授精或 IVF-ET 助孕,在 IVF-ET 前使用 GnRH-a 做预处理。

（2）手术治疗：对于年轻女性（<35岁），不孕时间较短，未合并其他不孕因素（男方因素等），可考虑行宫腹腔镜探查术。若经腹腔镜证实为轻度子宫内膜异位症并且双侧输卵管通畅的患者，术后尽快门诊促排可以提高妊娠率。对于年龄偏大（>35岁），卵巢储备功能下降，或合并其他不孕因素的患者，可能腹腔镜手术并非最佳助孕方法，可考虑先行辅助生殖咨询，进行取卵操作后再行手术治疗。对于痛经、子宫明显增大、超声或其他影像学检查提示局限性子宫腺肌病或腺肌瘤，药物治疗无效的患者，可考虑腹腔镜子宫腺肌病病灶挖除术。

（3）辅助生殖技术：目前认为，子宫内膜异位症并不影响 IVF 的结局，而在 IVF 之前做子宫内膜异位症手术也不会改善 IVF 的结局，除非囊肿生长速度快、有持续盆腔痛、囊肿过大有破裂风险、囊肿性质不明确或囊肿导致取卵困难的巧克力囊肿患者，才考虑 IVF 之前手术治疗。

手术治疗是巧克力囊肿的标准治疗方法，但巧克力囊肿的手术治疗对于卵巢功能是一个非常大的"考验"，因为手术虽然剥除了囊肿，但也会不同程度地损伤卵巢功能。

对于复发的或术前评估手术可能对卵巢功能造成严重损伤的巧克力囊肿，可以在手术同时进行卵巢组织冻存，这是一项非常成熟的技术，在欧美发达国家已应用了十余年。简单来讲，就是通过腹腔镜取出一部分卵巢组织，然后进行处理、冷冻及冻存，当有需要且身体情况允许时，再将卵巢组织复苏、移植回体内，可以实现女性生殖能力与卵巢内分泌功能的保存与恢复。我国多家医疗机构也逐步引进此项技术，未来有可能会成为保护女性生殖功能的常规操作。对于子宫内膜异位症相关性不孕的患者，应该先按照不孕症的诊疗路径进行全面不孕症检查，再根据夫妻双方的具体情况，进行个性化治疗方案推荐，并且随着医疗技术的进步，子宫内膜异位症患者的生育力一定会得到更好的保护。

（刘帅斌 胡丽娜）

7. 男性备孕如何"养护"精子

小 A 夫妻俩在备孕,小 A 每天忙碌地查阅各种资料,关注备孕知识,做孕前检查,老公像没事人一样,每次都说,是你的肚子怀孕,你好好备孕,我照顾你就好啦,但是话虽这样,备孕真的和男性没关系吗?

虽说怀孕是女性怀孕,在备孕阶段,女性受到了极大的"照顾",各方面都格外重视,但是备孕的另一方——男性精子也是必要条件。一枚优质的精子需要时刻远离日常伤害,做一个有原则有情调不忘健康的绅士。

(1)充足睡眠,规律作息:精子的生成主要在夜间进行,而熬夜会导致生精功能紊乱,造成精子数量减少、活力变差、畸形率和 DNA 碎片率升高,容易造成男性不育和女方流产。经常熬夜还会导致男性生殖内分泌紊乱和免疫力下降。备孕期间男性要避免熬夜。

(2)健康合理饮食:微量元素缺乏(如锌)、维生素缺乏(如维生素 A、维生素 C、维生素 E)是引起精子活力低的一个很重要的原因。尽量避免高脂肪、高热量、高糖分的食物,这些食物容易导致精子质量下降。

(3)拒绝高温:睾丸生成精子所需的合适温度比体温还低 1~2℃ (35.6~36℃,温度超过 37℃就会对精子造成损害),高温会严重损害睾丸生精功能。所以备孕期间男性应穿宽松裤子、避免久坐、避免泡温泉蒸桑拿等行为。

(4)坚持锻炼:适当的体育锻炼可以提高精子质量,也可以提高性功能。

(5)戒烟限酒,避免放射、有毒有害物质接触。

(6)适当房事:有些想"造人"夫妇,平时养精蓄锐不同房,等到排卵期那几天就"拼命"同房,这样反而会影响精子质量,不利于"造人",长期不射精往往精子密度高,死精子多,精子活动度差。想自然怀孕的夫妇,只要女方不在月经期,应每隔 3~4 天过 1 次性生活。

(7)控制体重:男性肥胖也容易导致精子质量下降,备孕期应控制体重或减重。备孕并不是一件简单的事,男方往往被人忽略,尤其应注意以上几点,才能提高精子质量,不给怀孕拖后腿,拥有健康可爱的宝宝。

(刘帅斌 胡丽娜)

8. 试管婴儿治疗前特别焦虑怎么办

"又没怀上",看着验孕棒上的"一条杠",小兰的心里难受极了,整整三年,经历了排卵监测、输卵管造影、宫腹腔镜手术,却还是没有换来妊娠的喜悦。小兰夫妇决定听取医生的意见,进行试管婴儿助孕。但同时内心又十分忐忑,会打很多针吗? 采卵会痛哭吗? 需要辞职腾出大量的时间到医院检查吗? 于是,夫妇俩决定助孕前先找生殖科的医生进行咨询。

接受辅助生殖助孕的夫妇在不同的阶段承受着不同的压力。事实上,辅助生殖助孕过程中患者的心理压力远大于身体所承受的痛苦,特别是欲接受试管婴儿技术帮助的夫妇,表现出更高水平的抑郁和焦虑行为。焦虑是引起不孕的原因之一,日常门诊工作中,经常看到患者因为过度紧张导致当月不排卵的情况。除此之外,过于焦虑紧张可能引起交感神经兴奋,导致生殖器官血流灌注和平滑肌收缩异常,进而影响内膜接受胚胎着床的能力。

那助孕前患者焦虑的情绪往往表现在哪些方面呢,以下列举几个咨询频率最高的问题。①"做试管痛不痛啊";②"成功率会不会也不高啊,我邻居为什么好几次试管都没成功,而我同事为什么一次就成功了呢";③"她们说要打好多针,采卵好痛啊";④"移植后要躺很多天吗"…… 助孕前不孕夫妇的疑问太多了,这些焦虑的情绪应该经过专业的 IVF 医生进行疏导。统计数据显示,接受试管婴儿

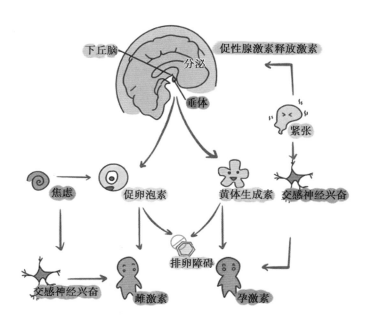

治疗的夫妇,26.2% 的女性和 9.2% 的男性患有心境障碍。14.8% 的女性和 4.9% 的男性存在焦虑。部分研究认为,助孕的结局(比如妊娠率、流产率)可能会受到这些情绪的影响。

　　首先,给心情放假,助孕过程不必处处小心翼翼。目前多数生殖中心 IVF 成功率都维持在 50% 以上,累计成功率(移植完一次采卵所形成的所有胚胎)则更高。有些患者成功率可能很高,比如仅是输卵管堵塞的患者。所以,助孕前移植后都应该保持愉快的心情,不必对比其他患者的成功率,也不必在移植后模仿他人的生活方式。

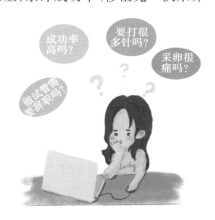

　　其次,充分与主管医生沟通,了解助孕过程。试管助孕过程其实并不复杂,应该在助孕前充分

向医生了解助孕流程，制定好来院时间计划，从而缓解日常工作与助孕时间冲突造成的压力。个体化的治疗方案会尽量减少患者就诊次数和优化就诊时间。

最后，科学认识试管助孕。比如，促排是个什么过程？需要打很多针吗？事实上，从 1978 年第一例试管婴儿出生至今，试管技术无论从方案上还是药物上不断推陈出新以期降低患者的痛苦，例如一些促排卵方案减少了患者针剂注射的次数，一些经阴道的保胎用药大大减少了因反复多次注射造成的不适。采卵术多数人能承受手术过程，而极少数患者确实耐痛力较差，可以选择全麻或部分麻醉下采卵，不影响妊娠结局。当移植术来临的时候，更不用紧张焦虑，可以完全没有疼痛感地去期待新生命诞生的喜悦时刻。

以上就是试管助孕过程中患者产生焦虑情绪的各个环节。压力贯彻于助孕的整个过程，但其实多数压力是不必要的，希望通过医生的经验和已经经历了 IVF 患者的体验，能让您轻松面对试管的每一个环节，快乐地迎接小宝宝的到来。

（柯 雪 王 芳）

9. 关于戒烟戒酒的问题

近年来，试管婴儿技术已经被很多的不孕家庭接纳采用，在接受治疗前，很多医生会建议患者和自然孕育的夫妻一样备孕（包括戒烟戒酒），这不免让人产生疑问：难道说做试管婴儿也需要戒烟戒酒吗？

其实试管婴儿和自然受孕没有本质区别，只是受精过程在体外，烟酒对精子卵子的影响是一个长期的过程，所以想怀孕的夫妻双方在做试管婴儿前都需戒烟戒酒，至少应在计划怀孕前半年开始戒烟戒酒。

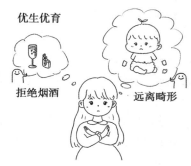

(1)戒烟戒酒的必要性:女性长期吸烟饮酒会干扰和破坏正常的卵巢功能,影响卵子质量,影响受精卵的着床与胚胎发育,导致不孕,或受孕后易出现流产、早产、死胎及胎儿出生缺陷等。此外,自身不吸烟但长期处于二手烟环境中的女性,不良妊娠(如流产、早产等)的发生率也会增加。

男性长期吸烟饮酒可影响精子的生成和精液质量,造成精子数量减少,活力减弱,畸形精子明显增多,从而导致阳痿,生育功能减退,生育畸形儿的概率增加等。

(2)戒烟戒酒小妙招

* 树立坚定的信念,制定戒烟戒酒计划,可告知身边的家人及朋友,希望获得他们的支持和监督。

* 专业的戒烟戒酒咨询,通过医生的帮助找到合适的戒烟戒酒方法。烟瘾或酒瘾程度重者,不能操之过急,需要在专业指导下逐渐减量。

* 清除家中及工作场所中与烟酒制品相关的物件,尽量避开吸烟场所,少参加酒局。

* 提前了解戒烟戒酒期间可能发生的问题,并做好心理准备及应对措施,如了解如何应对戒断症状等。

* 戒烟辅助手段:戒烟贴、戒烟口香糖、尼古丁替代治疗、安非他酮等。

* 戒酒辅助手段:以茶代酒、中药戒酒法等。

总结:健康的宝宝源于一个健康的精子和一个健康的卵子偶然相遇的美妙结合,无论是男性还是女性,吸烟(包括被动吸烟)及饮酒都是优生优育的大敌。如果你们计划孕育宝宝,那么在备孕期间请坚定地戒烟戒酒吧!

(欧阳潇孄 王 芳)

第三节　医生如何知道我是否需要做辅助生殖

1. 女性不孕症的评估流程

> 最近半年，因为婚后两年一直没怀孕这事，小 A 家里是"水深火热"，争吵在小两口之间、小两口和父母间轮番上演。身心俱疲的小 A 夫妇仔细讨论以后，觉得再也不能让"没怀孕"这根刺持续下去，决定趁周末休息一起去医院检查看看。决心是下了，去医院的前一天晚上小 A 夫妇还是心中打鼓"医生会怎么评估我们的情况？我们会做什么检查……"

前面的章节介绍了不孕症的定义，即有正常性生活，未避孕一年以上未妊娠者为不孕症，需要进入不孕症的评估流程。对于 35 岁以上的女性而言，在有正常性生活的前提下，未避孕半年以上未孕，也推荐进入不孕症的评估流程。女性不孕症的评估主要是为了帮助医生为大家制定规范化、个体化、精细化的诊疗方案，主要分三步走：问（病史）、查（体格检查）、验（化验等相关检查）。

（1）问：医生会详细询问与不孕相关的主要病史、既往病史、月经史、婚育史、个人史、家族及遗传病史等，不少人因为紧张或者未提前准备相关资料，无法在初次就诊时提供翔实准确的病史，对后续诊疗造成一定影响。大家可以根据如下内容在就诊前梳理自身的情况，游刃有余地面对：

- 多长时间没有避孕？
- 性生活是否正常？是否有性交痛？

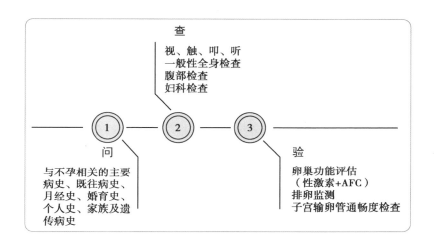

- 以往的妊娠情况:包括生化妊娠、人工流产、自然流产、异位妊娠、顺产、剖宫产等。

- 月经周期、月经持续时间与月经量,是否痛经,最近一次的月经时间,初潮年龄。

- 以前做过的相关检查及检查结果:丈夫精液检查结果、妇科彩超、排卵监测、输卵管检查、宫腔镜检查、其他孕前检查结果。

- 以前做过的手术:卵巢、输卵管、子宫、生殖道及其他手术情况(相关手术的手术记录、出院小结等)。

- 以前接受过的助孕相关的治疗:包括使用促排卵药物、人工授精、试管婴儿等。

- 曾经患过的疾病及治疗情况:主要包括盆腔炎、子宫内膜异位症等妇科疾病,腮腺炎等病毒感染,病毒性肝炎、结核病等传染性疾病,垂体、肾上腺及甲状腺等神经内分泌疾病,精神疾病、糖尿病、高血压、心脏病等。

- 身高、体重及体重变化、有无烟酒嗜好等个人情况。

- 三代以内亲属是否有高血压、糖尿病、生育力低下、反复流产、新生儿畸形、遗传性疾病等家族史。

（2）查:即体格检查,医生通过视、触、叩、听四个层面来了解患者的身体情况。当然，这里的体格检查主要侧重不孕症方面，包括一般性的全身检查、腹部检查及妇科检查。细致的体格检查可帮助医生初筛造成"不孕"的元凶，包括隐匿性子宫内膜异位症、代谢失调、内分泌失调等，为后续的检查指引方向。

（3）验：前面的章节介绍过一枚受精卵的诞生起源于一枚成熟的卵子从卵巢排出，被输卵管伞部"捡拾"进入输卵管，随后在输卵管壶腹部与精子相遇并结合形成受精卵。简单来说，正常的排卵和通畅的输卵管是成功妊娠的前提条件，而不孕症评估流程的第三步"验"就是进行排卵监测及检查子宫输卵管通畅度。

首先是卵巢功能评估及排卵监测，除了在家中就能做的"初级版"排卵监测——监测基础体温（BBT），医院还有更为准确、详细的卵巢功能评估及排卵监测。具体可分为两大部分：①月经第2~3天：检查激素水平（促卵泡生成素 FSH、促黄体生成素 LH、雌二醇 E_2、泌乳素 PRL、睾酮 T、促甲状腺激素 TSH），了解卵巢及甲状腺等内分泌基础状态；经阴道 B 超监测子宫大小和形态、卵巢体积，尤其需要关注窦卵泡数（AFC），了解这一周期可能发育成为成熟卵子的"后备力量"是否充足，卵巢储备功能正常者双侧卵巢 AFC 计数一般 ≥9 枚。②月经第 8~10 天起至排卵：主要通过经阴道 B 超监测优势卵泡的大小和生长速度、子宫内膜的厚度和形态、盆腔的情况，完整观察一个周期优势卵泡从出现、长大到排出的动态变化，结合对应时期内膜同步发育情况，适时辅以血、尿 LH 及黄体期孕激素（P）水平的测定，综合判断是否存在排卵障碍及排卵障碍的具体部位。

其次是子宫输卵管通畅度的检查，目前较为常用的检查方法为子宫输卵管造影，即向宫腔内注入造影剂，通过 X 线或超声可直接观察造影剂在子宫腔和双侧输卵管的流动和充盈情况，从而了解输卵管的通畅程度，以及子宫、输卵管的形态、结构，是否存在先天畸形等。

值得注意的是，并非所有不孕症都需要进行子宫输卵管通畅度的检查。对于原发性不孕者，在排除排卵障碍后可考虑进行；对于继发性不孕者,则需要及早进行输卵管通畅度的检查,尤其是既往有输卵管异位妊娠病史者。

通过以上"问、查、验"三步,必要时再结合宫腔镜、腹腔镜等特殊检查,基本可以掌握导致女性不孕的具体病因,随后可根据每个人具体的病因进行针对性处理和治疗。

（常瑞琪　胡丽娜）

2. 如何评估男性的生育能力?

> 小 A 结婚不久,夫妻二人便把备孕提上了日程。小 A 特别想在备孕前了解一下自己和老公目前的生育能力如何,以便为备孕做好充分的准备。那么男性生育能力是如何评估的呢?

男性生育能力评估内容一般包括:精子质量及相关功能、性功能和射精功能以及遗传学相关检查三个主要方面。目前临床评估男性生育能力主要以评估精子质量及精子相关功能为主。

精液质量是关乎男性生育能力最为重要的指标,如果无法产生一定数量优质的精子,就无法保证正常的受孕概率,有时还会导致受孕机会的完全丧失。精液质量的评估标准目前主要采用世界卫生组织(WHO)制定的标准,目前已更新至第 5 版(2010 年)。具体精液正常标准范围见表 2-1。

男性精液影响因素较多,取精当天的精神状态、取精过程是否顺利、是否会手淫方式取精、射精是否完全、精液是否收集完整、近期有无感冒发热等都会对精液结果造成一定的影响,因此对于男性的精液评估一般会评估 2~3 次,每次间隔时间 3 周以上。

如何取得一份合格的精液标本呢? 取精看似简单,留取一份合格的精液标本也是有很多要求的,要做到以下 4 点:①禁欲 2~7 天;②休息充足保持良好精神状态;③精液标本收集完整无丢失;④不能污染精液标本(包括触碰取精杯内壁)。

表 2-1　精液特性的参考值下限（95% 置信区间）

参数	参考值下限
精液量（ml）	1.5（1.4~1.7）
精子总是（10^6/一次射精）	39（33~46）
精子浓度（10^6/ml）	15（12~16）
总活力（PR+NP，%）	40（38~42）
前向运动（PR，%）	32（31~34）
存活率（活精子，%）	58（55~63）
精子形态学（正常形态，%）	4（3.0~4.0）
其他共识临界点	
pH 值	≥7.2
过氧化物酶阳性白细胞（10^6/ml）	＜1.0
MAR 试验（与颗粒结合的活动精子，%）	＜50
免疫珠试验（与免疫珠结合的活动精子，%）	＜50
精浆锌（μmol/一次射精）	≥2.4
精浆果糖（μmol/一次射精）	≥13

资料来源：《世界卫生组织人类精液检查与处理实验室手册(第 5 版)》。

对于精子相关功能的评估则同样包含很多内容，但不是每个项目都是必须做的，根据每个人不同的情况，可以选择不同的检查项目。对于夫妻双方存在复发性流产、多次胚胎停育、反复胚胎染色体异常的患者，除了夫妻双方要查染色体之外，男性还要检查精子DNA 碎片率等。对于严重少、弱、畸精子症或无精子症患者则需要完善 Y 染色体微缺失、精浆生化、性激素、抑制素 B 等检查。对于夫妻双方多年未孕且男女双方常规检查无明显问题者需完善抗精子抗体、精子顶体酶活性、精子穿卵实验等。男性生育能力评估是寻找男性不育原因的有效手段，但遗憾的是目前仍有部分男性不育原因无有效的检测手段。

（孙成光　张觇宇）

第三章 决定进行辅助生殖，我需要准备什么

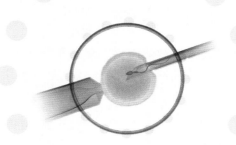

第一节　辅助生殖助孕检查项目

"我们再试这最后一次。"张先生叹了口气，缓缓道，"如果还是不行，我们就去领养一个孩子。"轻飘飘的一句话，却如同大石头一般沉重地压在妻子心上。结婚已经三年了，从来就没怀过。这些年来张先生带着妻子走访了不知多少医院，做了无数检查，中西药吃了个遍，却还是不能解决生育问题。本来因为事业忙碌，结婚就晚，婚后又迟迟生不出孩子，父母的催促，旁人的闲话，焦虑的心情把张先生愁得头发大把地掉。这次通过朋友介绍，张先生最终决定去做人工辅助生殖助孕。"这次一定要成功啊！"张先生暗暗握紧了拳头，拉着妻子走向医院。

进行辅助生殖技术助孕前需要男女双方进行一系列术前检查，这些检查有助于医生评估双方的身体状况是否健康，是否需要及适合接受助孕治疗，以及适合何种助孕方案。其中女方检查项目包括：

1. 性激素六项

医生常说的"性激素六项"，包括促卵泡生成素 FSH、促黄体生成素 LH、雌二醇 E_2、孕激素 P、泌乳素 PRL、睾酮 T，抽血即可检查，检查时间一般为月经来潮的第 2~5 天去医院抽血，抽血前最好在医院先休息半小时。检查目的主要在于评估卵巢功能、有无内分泌异常，以便医生为后续治疗确定方案。此外，有的人月经不规则，出现阴道流血淋漓不尽，难以判断真正的经期时间，还有人很长时间月经都没有来,医生可借助性激素判断处于月经的什么时期。

如何轻松解读激素检查报告?月经期性激素处于基础状态,正常情况下 FSH 稍高于 LH,在 5~10U/L 范围内,FSH>12U/L 提示卵巢储备功能可能开始减退;FSH>40U/L 同时 LH 也升高,则提示卵巢衰竭;当出现 LH/FSH>2~3,则提示多囊卵巢综合征的可能。T 轻到中度升高可见于多囊卵巢综合征患者,当 T 水平升高超过正常值上限 2 倍或以上者需警惕卵巢或肾上腺可能存在分泌雄激素的肿瘤。PRL 受睡眠、饱食、寒冷、情绪波动等多种因素影响,一次升高不必特别紧张,排除这些干扰因素后,连续两次均升高则需前往内分泌科进一步检查,排除垂体泌乳素瘤等。

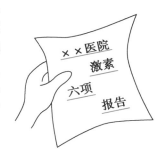

2. 窦卵泡计数

窦卵泡为直径 2~9mm 的小卵泡,窦卵泡的总数称为窦卵泡计数(AFC)。通过阴道超声检查可确定 AFC。检查时间多选在月经期,特殊情况下也会在月经周期的其他阶段进行评估。AFC 主要用于评估卵巢储备功能,帮助医生判断卵巢储备功能、促排卵药物刺激卵巢的反应以及试管婴儿怀孕的成功率。一般来说当 AFC<5~7 个,提示可供使用的卵子数目较少,试管的成功率随之降低,而当 AFC>20 个,促排卵并发症——卵巢过度刺激综合征的风险则较高。

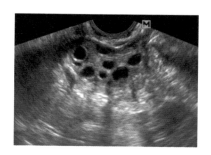

3. 子宫输卵管造影

子宫输卵管造影包括 X 线造影和超声造影。X 线造影是通过导管向子宫腔和输卵管注入造影剂,通过 X 线来透视和摄片,再根据造影剂在输卵管和盆腔内的显影情况分析输卵管的通畅程度、阻塞部位和宫腔形态。阴道超声下子宫输卵管造影则是在动态容积超声造影模式下，通过向宫腔内注入超声造影剂，获得其在宫腔、输卵管腔、卵巢周围、子宫直肠窝的连续性空间立体图像，根据其特有的形态特征判断造影剂的空间移动轨迹，判断输卵管的通畅性。与传统 X 线造影不同的是，超声造影没有放射性，因此越来越多的医院开展超声造影。检查时间一般在月经干净 3~7 天内，且造影前禁止性生活。输卵管造影可了解子宫及输卵管有无先天性畸形或病理情况存在，了解输卵管是否通畅，寻找不孕的原因，进行人工授精助孕前必须通过子宫输卵管造影明确输卵管的通畅性，但试管婴儿助孕前不需要常规开展该项检查。

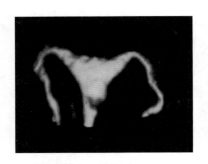

双侧输卵管通畅的超声子宫
输卵管造影图

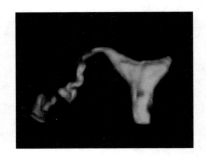

左侧输卵管近端堵塞，右侧输卵管
通畅的超声子宫输卵管造影图

4. 宫腔镜检查

宫腔镜是一种用于子宫腔内检查和治疗的纤维光源内窥镜，利用镜体的前部进入宫腔，对所观察的部位具有放大效应，可直观、准确地观察宫腔内有无病变，并在需要时可进行手术处理，如子宫内膜息肉切除、宫腔粘连分离等。对于彩超检查提示宫腔内有病变、既往有结核病史的患者，一般在助孕治疗前建议先行宫腔镜检查，排除宫腔病变。检查时间一般在月经干净 3~7 天内，且检查前禁止性生活。

5. 诊断性刮宫

诊断性刮宫是通过刮取子宫内膜做病理检查，帮助判断内膜有无病变、卵巢有无排卵、卵巢激素水平。当出现子宫异常出血时，诊断性刮宫不仅能起到诊断作用，而且还能起到止血的治疗作用。诊断性刮宫的时间因检查目的而异，如果想了解卵巢有无排卵，通常选择月经前或月经来潮 12 小时内；如果是异常子宫出血，则根据情况随时诊断性刮宫。该项检查是有创检查，并不是常规辅助生殖助孕前的检查项目，有异常出血的患者有必要进行诊断性刮宫以明确诊断。

6. 妇科常规检查

妇科常规检查又称为盆腔检查，包括外阴、阴道、宫颈、宫体及双侧附件的检查，是体格检查的一部分，规范、全面的妇科检查可帮助实现对许多疾病的早发现、早诊断、早治疗，对女性身体健康至关重要。通常在非月经期检查，最好 48 小时内无性生活，因为性生活会导致女性内分泌异常，影响检查结果。在进行妇科检查的同时，可以取分泌物进行白带常规、淋球菌、衣原体、支原体、宫颈细胞学等检查。

7. 健康体检

健康体检的主要目的是评估身体健康状况，包括血常规、尿常规、肝肾功能、传染病（乙肝、丙肝、艾滋病、梅毒等）、TORCH（其中 T 是弓形虫；O 是其他病原微生物，如梅毒螺旋体、带状疱疹病毒、细小病毒 B19、柯萨奇病毒等；R 是风疹病毒；C 是巨细胞病毒；H 是单纯疱疹 I/II 型）、血型、心电图、胸部 X 线片等。以上血液检查项目可以一起做，肝肾功能需要空腹 8~12 小时检查。尿常规建议非月经期检查，最好留取早上第一次尿标本送检，取样时需取中段尿。

心电图检查前先休息半小时，不要走动或跑动后立即做检查，否则容易出现误差。如果孕前心脏有问题，没有及时检查及治疗，随着孕周的增加，心脏负担会加重，加重病情，诱发心力衰竭。所以在怀孕前一定要做心电图检查，如果发现异常，要进一步做心功能检查，或到心内科专科就诊。

胸部 X 线片检查时应去除颈部饰品，如玉坠、项链等，胸口口袋别放硬币、手机等，避免影响观察和诊断。检查者需要配合技术人员完成检查，深吸气后尽量憋气，保持肺部有充足的气体，可以提高胸部 X 线片的对比度，利于观察细微病变。拍片时尽量不要乱动，急促呼吸，否则会造成模糊，使病变看不清楚，影响检查结果。

男方的检查项目一般比女方简单一些，除了与女性相同的健康体检项目，其他检查主要为精液常规及精浆生化等检查。精液检查取精前的注意事项如下：①取精前禁欲 2~7 天，在此期间避免手淫、性生活等排精行为。注意休息，避免饮酒、吸烟，以保证检查结果反映出精子的真实质量。②如有口服睾酮等药物，建议停药一周后再进行检查，避免药物影响精液检查结果。③CT、X 线对精液有一定影响，取精前应尽量避免这些检查。④检查前提前洗好双手和会阴部、生殖器，通过手淫的方式进行排精。精液尽量取完整，因为精液量对结果判读有影响。⑤取精尽量在取精室，如果实在不方便，可以在家里，半小时内送来检测，要求在体温环境下保存，以免影响检查结果。

此外，凡有习惯性流产史、异常胎儿生育史、家族遗传病史者，夫妻双方均应进行外周血染色体核型分析，必要时需进行相关的基因检测明确病因，对于检查结果异常的夫妇，可能需要行胚胎植入前遗传学检测技术助孕，俗称"三代试管婴儿"。

（杨 菁 吴庚香）

第二节 辅助生殖需要的手续

张先生和妻子按照医生的要求完善了相关检查，检查结果也都拿到手了，医生看后说夫妻双方满足辅助生殖助孕的要求，下一步就是建立辅助生殖治疗档案。什么是"建档"，怎么去"建档"呢？

决定进行辅助生殖技术助孕的夫妇，在各项检查都完成后，准备进行治疗前，还需要在医院建立正式的辅助生殖技术治疗档案，这一过程简称"建档"。建档时一般需夫妻双方同时到场，携带门诊病历、所有的术前检查结果、结婚证、身份证等证件，录入指纹、拍电子照片等进行登记，同时医生会与备孕夫妇谈话，交代助孕技术的过程和可能的风险，并签署各项知情同意书。同时夫妻双方需签署生育承诺书，一般生育一胎、二胎、三胎的夫妇只需签署由生殖中心提供的承诺书。如果是生育第四胎及以上，还需提供由计划生育部门颁发的再生育证明。

"建档"意味着正式成为医院的辅助生殖治疗患者，会得到一个档案编号。这是辅助生殖中必须经过的环节，"建档"的前提是各项术前检查都过关，必须完成的基础治疗都完成了。

完成"建档"，就算是可以正式开始辅助生殖的治疗周期。在进行周期治疗时，患者的相关检查和治疗情况，医生都会填写保存在该档案中，就诊时医生也常常需要查阅这份档案。因此记住自己的档案编号十分重要。

（杨 菁 吴庚香）

第三节　养精蓄锐

张先生和妻子已经在医院成功"建档"，马上要开始进行试管婴儿助孕治疗了。张先生和妻子憧憬着美好的未来，内心不免几分激动和紧张。助孕前该做些什么、吃些什么才能提高怀孕机会？如何才能生个更健康的宝宝？

生孩子是人生中的大事，助孕前多多了解妊娠相关知识，无论对准爸爸妈妈还是对未来小宝宝的健康，都是十分重要的。因此，当医生确诊需行辅助生殖助孕治疗时，准爸爸妈妈应尽快完善助孕前的相关检查。如为高龄、二胎、既往有手术史、有基础疾病、遗传性疾病、不良孕产史等，需进行充分的风险评估和咨询指导，必要时要进行遗传咨询。若发现相关问题，则需按照医生的指导先进行相应治疗，再进行助孕治疗，并将身心调整到最佳状态，尽可能减少对胎儿有害的因素，孕育出健康的宝宝。

在完成助孕前相关检查，等待助孕治疗前，保持健康生活方式很重要。要注意以下方面：

（1）戒烟：研究表明，长期吸烟对女性和男性的生殖都会产生很大影响，女性吸烟会造成卵巢功能下降，卵泡数量减少，还会影响胚胎质量，导致流产和胎儿宫内发育异常等。男性吸烟会损伤精子，减少精子数量，降低精子活动能力，增加形态异常的精子，影响胚胎质量。

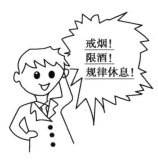

戒烟！
限酒！
规律休息！

（2）合理的饮食结构：育龄期的夫妇要特别注意饮食卫生，减少食用不健康食物的频率，例如少食油煎、油炸、烧烤、麻辣烫、冷饮，避免饮酒等，日常生活建议多选取新鲜食材，烹饪方式以清淡为主，减少调味料的使用，保持一日三餐饮食规律的良好习惯。

（3）适当锻炼：运动有益于身心健康，鼓励每周三次以上，每次30分钟以上中等强度运动，有氧运动可以加快血液循环、增强体质、控制体重、调节内分泌。但女方进入促排卵阶段后，因卵巢增大，应避免剧烈活动或扭转性动作。对男性而言，中等强度的运动可以维持或改善精子质量，但注意避免使睾丸温度升高的项目，如骑行等。

（4）按时作息：充足睡眠，避免熬夜，若睡眠时间不足 7 小时或长期晚睡，会使褪黑素分泌异常，褪黑素参与卵泡的生长和精子成熟、获能，褪黑素分泌异常可能影响胚胎质量。

（5）减少咖啡因的摄入：有研究表明摄入过多的咖啡因会影响雌激素的代谢，影响生殖能力。

（6）保持愉悦的心理状态：助孕过程中夫妇应保持积极向上的乐观心态，减少生活和工作带来的负面情绪，充满希望地面对每一天，这样能够保证体内激素水平处于平稳状态，有利于助孕成功。

（7）避免接触有毒有害环境：如日常化学用品油漆、水银等，重金属（铅、汞），有机溶剂，噪声和电池辐射等。

（8）避免局部高温：局部高温对男性生殖有巨大的破坏作用，人类的精子需要在低于体温的条件下才能成熟。助孕过程中，要避免久坐不动、泡温泉、蒸桑拿等行为。

助孕过程中，建立良好的生活方式和习惯、营造积极健康的心态尤为重要。此外在试管助孕中，最关键的还是医院的助孕治疗过程，医生会根据每一对患者夫妇的身体状况，制定适合他们的治疗方案。在治疗期间，要听从医生的安排，按时用药，注意各阶段的治疗要点，认真做好术前准备，配合医生，最终达到理想的助孕结局。

（王　芳　吴庚香　罗　雯）

1. 肥胖症患者如何调整饮食运动

张先生的妈妈这几年为了让儿媳的肚子早点有动静为张家添丁了，没少费心，各种补品一天都没断过。可张太太肚子没动静，体重倒是一路上涨，从婚前的窈窕淑女变成了现在的 140 斤。主治医生反复强调要控制体重，否则会影响助孕治疗的效果，同时也会影响胎儿发育。张先生的妈妈不解地问道："不好好补补身体，怎么怀孕生孩子呀？准备怀孕，怎么能减肥呢？"

众所周知，肥胖会影响身体健康，是百病之源，比如影响内分泌，升高血压和血脂，增加糖尿病、心脑血管疾病等患病风险。临床发现，肥胖妈妈多种妊娠并发症风险升高，如妊娠糖尿病、妊娠高血压、先兆子痫、流产、早产等。即使安全度过孕期，还有较常人更高的巨大胎儿风险，分娩巨大胎儿不仅增加妈妈的生产风险，还会增加孩子将来肥胖、糖尿病、高脂血症的发生风险。故此，对肥胖患者而言，助孕前进行体重管理，合理调整饮食运动十分重要。

饮食方面，应合理膳食，采用高蛋白或低碳水化合物的饮食结构，多吃鱼虾肉蛋奶豆，补充优质蛋白质，同时，多吃蔬菜、豆类、低糖分水果及全谷类食物，多吃富含纤维素及铁、锌、锰等微量元素的食物，选用碘盐；减少碳水化合物的摄入，特别是高糖食物，避免食用辛辣刺激食物；从孕前 3 个月开始补充叶酸，正常人群每天补充 0.4mg，高危人群遵医嘱调整剂量；贫血的女性在医生指导下补充铁剂。

运动方面，应遵循适度锻炼原则，正式助孕前可进行中等强度或以上运动，每次 30~60 分钟，每周不少于 5 次。运动不仅有利于减肥，也有利于保持心情舒畅，容易受孕。建议采用慢跑、瑜伽等有氧运动，进行适度锻炼。运动前应进行充分的热身运动，防止肌肉关节拉伤。按照计划锻炼，持之以恒才能获得运动益处。锻炼前、中、后要喝水，以免引起脱水。与此同时，减少心理压力、避免焦虑、保持充分睡眠也有助于控制体重。

除常规饮食和运动疗法，过度肥胖的患者在助孕期前需要服用一些药物帮助控制体重，以增加促排卵的药物反应性。需要提醒的是，虽然市面常用药物如奥利司他、利拉鲁肽、二甲双胍、芬特明、托吡酯合剂等对减重有积极作用，但也存在一定的副作用，如恶心、呕吐等，个别药物还可能引发胰腺炎，需要在医生指导下服用，不可自行盲目服用。一些纯中药配方的减肥茶也有一定的安全隐患，备孕时不宜服用，因其主要成分大多为荷叶、番泻叶、绞股蓝、决明子等，性偏寒凉，长期饮用可致虚寒体质，容易导致宫寒影响受孕。如确需使用中医"减肥"药物，应在专科医生指导下服用。

（杨　菁　吴庚香）

2. 糖尿病患者如何备孕

王女士三年前被确诊为糖尿病，通过口服药物和饮食运动治疗，将血糖控制在正常范围内。因丈夫精液质量差，准备行辅助生殖助孕。但是王女士心里很忧虑，担心助孕过程中及怀孕后再次出现血糖异常，影响胎儿生长发育，对于如何调整控制血糖很迷茫。

妊娠合并糖尿病对孕妇和胎儿的健康都会构成巨大威胁。首先，糖尿病会增加子痫和早产的概率。受到孕妇高血糖的影响，胎儿的血糖也会升高，在宫内可能发育成为巨大胎儿或出现缺氧甚至死亡，临床中常遇到"糖妈妈"因为胎儿在宫内窘迫，不得不提前终止妊娠。糖尿病还会引起高血压、肾功能损伤、酮症酸中毒等一系列并发症，即便用药，也可能会对胎儿发育产生一定影响。因此，孕前控制血糖平稳尤为重要。

女性在备孕期间应定期测量血糖值，在怀孕前将血糖控制在一个相对平稳的状态，同时需监测血压，行心电图、肾脏彩超、心脏彩超等检查，排除高血压、心脏病、糖尿病肾病、增殖性视网膜病变等，否则暂时不建议受孕，助孕治疗也需要暂缓。在用药上，备孕期和孕期均需要积极降糖，选择合适药物和用药方式，尽可能减少药物的危害，磺酰脲类药物必须及时停止服用，否则很可能导致胎儿出现先天缺陷，应改用相对安全的胰岛素，具体用法和用量听从医生的建议和指导。在用药的同时也要注意控制饮食，适当运动，才能达到最佳的降糖效果。

（杨　菁　吴庚香）

3. 卵巢功能较差患者如何备孕

> 李女士现年 38 岁，五年前结婚，由于夫妻二人一直忙于工作，生育的事情一直没有提上日程。今年，终于计划准备怀孕了，但试孕了半年也没有成功，婚后性生活正常，但是却一直没有怀孕。李女士到医院检查，发现自己卵巢功能减退，感觉世界都要崩塌了，自己年龄还不是很大，事业刚刚有起色，还没有生育，怎么就卵巢功能减退了呢？自己这个情况还能不能生？适不适合生？怎样才能生育一个健康的宝宝？

卵巢功能主要是指卵巢储备功能，即卵巢产生卵子数量和质量的潜能。卵巢储备功能减退，主要表现为存储卵泡数目减少，卵子质量下降。月经早期测定血中基础促卵泡生成素（FSH）水平及 B 超检测双侧卵巢内 2~9mm 的小卵泡数目（称窦卵泡计数）是临床常用的卵巢功能的评价指标。当双侧窦卵泡数目少于 5 个，或经期查 FSH 异常升高，可认为卵巢储备功能下降，需注意保养，改善卵巢储备功能，并尽快生育。

导致卵巢功能下降的原因有很多，包括心理因素、环境因素、感染因素、生活习惯、生育史以及遗传等。强烈的情绪波动或突然的精神刺激可让中枢神经系统调节紊乱，导致月经失调，因此在备孕期间保持良好心情很有必要。环境中的有毒物质也可引起卵巢功能衰退，如农药、化肥、新房装修等，放射、化疗也能使卵巢功能减退甚至衰竭。青春期患肺结核可影响卵巢功能，导致卵巢功能部分或全部丧失。长期睡眠不足、休息不好会影响免疫力，可导致月经不调，排卵紊乱，甚至影响卵巢功能，使卵巢功能减退。女性体内的脂肪是维持卵巢功能的重要条件之一，如果过度节食减肥，会发生营养不良，缺乏胆固醇及蛋白质，致促性腺激素分泌减少，影响卵巢的正常功能。

因此，备孕女性在日常饮食中应适当多摄入牛奶、鱼虾豆类补充蛋白质，适当补充胆固醇。豆制品含丰富蛋白质及大豆异黄酮植物源性雌激素，有抗卵巢衰老的作用。新鲜绿叶蔬菜是人类所必需的维生素、矿物质和纤维素的重要来源之一，且含丰富的木质素，具有抗卵巢早衰的作用。在平时生活中避免熬夜、久坐，避免房事过度，避免情绪激动，加强锻炼。定期体检，如发现卵巢功能下降，尽早进行治疗。

（杨 菁　吴庚香）

4. 乙肝"小三阳""大三阳"如何生育一个健康的宝宝

刘女士，28 岁，为乙肝"大三阳"患者，她的母亲也是"大三阳"。刘女士已结婚 4 年了，一直未怀孕，近期检查发现输卵管堵塞，医生建议行试管婴儿助孕治疗。她心里很矛盾，一方面年龄不小了，这么多年不怀孕，是该考虑试管婴儿助孕了，另一方面她又担心万一怀孕了，以后宝宝和自己一样感染乙肝病毒（HBV）怎么办？她小心翼翼地向医生咨询："我是乙肝'大三阳'患者，试管婴儿可以阻断乙肝'大三阳'的母婴传播吗？我的宝宝会不会再感染乙肝？我需要怎么做才能减少宝宝感染乙肝的风险？我能喂宝宝母乳吗……"

乙肝"大三阳""小三阳"为通俗说法，"大三阳"代表的含义是：感染乙肝病毒且病毒复制活跃，传染性强；"小三阳"则代表感染乙肝病毒但病毒复制降低，传染性相对较弱。但这两项均不能全面反映乙肝患者的患病情况，所以，除此之外，乙肝病毒携带者，建议除了检查乙肝"两对半"外还应该进行 HBV DNA、肝功能、血常规、甲胎蛋白、肝胆脾彩色多普勒超声等检查，根据这些检查结果，充分评估妊娠及母婴传播风险后，在明确没有肝炎活动的情况下可以接受助孕治疗及怀孕。所以，即使是一名"乙肝"妈妈，也具备生一个健康宝宝的条件。

研究报道，在我国乙肝最主要的传播途径是母婴传播，30%~50% 的 HBV 感染者来自母婴传播。目前认为孕妇高 HBV DNA 载量是发生母婴传播的主要危险因素，降低病毒载量可减少母婴传播的概率。如果慢性乙肝出现乙肝 DNA 病毒复制，同时肝功能提示转氨酶升高、有抗病毒指征的育龄期女性，建议在专科医生指导下先进行相应治疗，再考虑助孕及怀孕。一般首选干扰素治疗或选用核苷（酸）类似物治疗，用药期间应采取可靠的避孕措施，治疗结束后 6 个月复查未发生病毒反弹才可以助孕及怀孕。干扰素治疗期间若意外怀孕，建议终止妊娠。如果母亲仅仅是 HBsAg（乙肝表面抗原）阳性，而 HBV DNA 阴性或低水平，95% 以上的婴儿母婴传播都会被成功阻断。而对于孕妇在妊娠末期仍然是 HBV DNA 高水平，即妊娠24~28 周时，HBV DNA $>10^6$ 拷贝 /ml 时，建议开始口服替诺福韦酯、拉米夫定或替比夫定，以降低母婴传播的风险，并给予新生儿乙肝疫苗 + 乙肝免疫球蛋白联合免疫阻断。

因此对于乙肝患者，助孕前夫妻双方都应去肝病专科或感染科进行全面检查和怀孕风险咨询。在接受科学正规的治疗，病情控制稳定后，停药 3~6 个月再进行辅助生殖治疗。怀孕后需定期到肝病专科或感染科进行血常规、肝功能、HBV DNA 等检查，如果发现异常应及时咨询医生并科学治疗。

（杨 菁 吴庚香）

5. 高龄女性如何备孕

高女士今年已经 40 岁了，是个典型的事业女性，自己创办的公司现在已经步入正轨，生孩子的问题终于被提上日程。但与先生努力了一年，还是没有任何动静。经诊治，医生建议行试管婴儿助孕。高女士通过查找相关知识得知，年龄越大，怀孕母亲的风险越大，流产的风险也越高，试管婴儿的成功率则越低。她不禁问道："我该如何准备才能提高怀孕概率？"

高龄孕妇在医学上是指年龄超过 35 岁的孕妇，由于错过了生育力最旺盛的年龄，高龄女性的卵巢功能开始下降，卵子质量降低，加上可能同为高龄的丈夫精子质量下降，染色体容易出现畸变等异常，导致畸胎或生下先天缺陷儿。高龄孕妇还容易出现孕期并发症，如流产、胚胎停育、不孕、早产、妊娠高血压、妊娠糖尿病等。

因此，助孕治疗前夫妻双方应进行全面查体，确保双方特别是女方身体状态良好，确实适宜妊娠方可接受助孕治疗。如有基础疾病，需进行相关咨询，经专科医生评估身体状况，彻底治愈或控制在稳定期、替换成不影响妊娠的药物后再怀孕。在治疗期间，应严格避孕，千万不可贸然怀孕，避免因严重的基础疾病如严重心脏病、糖尿病、严重甲亢、甲减等，出现因影响孕妇生命健康或存在胎儿畸形风险需要终止妊娠的情况。这样既不能继续妊娠，又会因流产对身体造成再次伤害。

夫妻双方改善生活习惯，保持充足睡眠，男方戒烟戒酒，女方避免接触有毒、有害化学制品，合理搭配饮食，补充新鲜蔬菜、水果、鸡蛋、牛奶、瘦肉等富含优质蛋白的食物，做好营养储备，并保持良好心态，避免焦虑，尽量调整身体状况到最佳阶段。夫妻双方最好孕前 3 个月开始口服叶酸，降低出生缺陷发生率。

（杨　菁　吴庚香）

6. 甲状腺疾病患者如何生育一个健康的宝宝

> 王女士自然流产后两年未孕,医生建议行试管婴儿辅助治疗,但她患有甲亢多年,需要长期服用药物维持病情稳定。通过网络查询相关资料,王女士了解到甲状腺疾病可导致流产或胎儿发育异常,但治疗甲亢的药物也不能停下来。王女士很焦虑,自己的这种情况能不能怀孕?药物会不会导致胎儿发育异常?是否需要停药后再怀孕?如果怀孕了能否安全生下来?

甲状腺疾病包括甲状腺功能亢进症(简称甲亢)、甲状腺功能减退症(简称甲减)、自身免疫性甲状腺炎、单纯性碘缺乏等,是我国育龄期妇女常见疾病,这类疾病会增加妊娠不良结局的风险,包括流产、早产、低出生体重儿、死胎或新生儿死亡等,甚至影响胎儿脑发育或后代的智力,因此助孕前筛查甲状腺疾病很有必要。

甲亢和甲减最常见的病因是自身免疫异常,常与甲状腺过氧化物酶抗体(TPOAb)有关。单纯性碘缺乏的病因是碘摄入量不足。不同甲状腺疾病患者的备孕措施也不同。

对于甲亢患者,助孕前需在专科医生指导下选择合适的药物进行治疗,抗甲状腺药物(ATD)首选丙硫氧嘧啶。甲巯咪唑和丙硫氧嘧啶对母亲和胎儿都有一定风险,待病情平稳至少一个月后方可怀孕。至于备孕的甲亢患者是否需要停药再怀孕则因人而异,有些患者能够停药,但有些患者可能要带药备孕。一般来说 ATD 小剂量可以维持促甲状腺激素(TSH)正常、促甲状腺激素受体抗体(TRAb)阴性、疗程足够、甲状腺没有明显肿大、甲状腺内部动脉血流峰值速度正常,往往提示可以停用 ATD。否则不建议停药。需要注意的是有些患者停药 3~6 个月后仍然会有甲亢复发的可能性。如果经过治疗后甲亢依然控制不好,应结合具体情况,在专科医生指导下更换甲亢治疗方案。

对于甲减患者,左甲状腺素(LT4)是治疗的首选药物,甲减患者应在专科医生的指导下用药,使甲状腺激素(FT₃、FT₄)水平恢复正常。其中 LT₄ 剂量调整受残存的甲状腺功能、体重、LT₄ 药物本身等因素影响。服药的依从性和药物保存方法也会影响药效。为了保证 TSH 水平达标,建议每 4~8 周检测甲状腺功能,以及时调整 LT₄ 剂量。

对于自身免疫性甲状腺炎患者,即使甲状腺功能,正常单纯 TPOAb 阳性就能导致妊娠期流产和早产的发生风险升高及试管婴儿失败率增加,降低 TPOAb 滴度能够降低流产和早产的发生风险。目前两个比较有希望的药物为硒制剂和维生素 D₃,需在专科医生指导下使用。

对于单纯性碘缺乏患者,保证充足的碘摄入就是最好的治疗方法。普通成人碘的推荐摄入量为 150μg/d。孕前有充足碘摄入的女性,可以保证甲状腺内足够的碘储备,满足妊娠期间甲状腺激素增加的需求。补充碘的最好方法是食用加碘食盐。按照 2018 版《妊娠期和产后甲状腺疾病诊治指南》的建议,备孕妇女每天要保证摄入至少 250μg 碘。生活在沿海地区的育龄妇女,如果不食用加碘食盐,建议多食用含碘量高的食物,包括海带、紫菜和小虾皮等。

综上所述,患有甲状腺疾病的女性不要过于担心,只要保持良好的心态,助孕前在医生的指导下配合治疗,控制稳定好病情,就能提高助孕的成功率。

(吴庚香 杨 哲)

7. HPV 阳性者能进行试管婴儿助孕吗

HPV(human papilloma virus),即人乳头瘤病毒,能引起人体皮肤黏膜的鳞状上皮增殖,表现为寻常疣、生殖器疣(尖锐湿疣)等症状。

随着性病中尖锐湿疣的发病率急速上升和宫颈癌、肛门癌等发病增多,HPV 感染越来

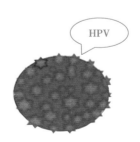

越引起人们的关注。HPV 分为高危型和低危型两种类型。其中高危型 HPV 是诱发宫颈癌的危险因素，超过 90% 的宫颈癌与高危型 HPV 感染有关。常见的低危型有 6、11、40、42~44、61 型，常见的高危型包括 16、18、31、33、35、39、45、56、58 型。

　　HPV 感染是怎么引起的呢？首先，性生活感染是 HPV 感染的主要途径之一。其次，接触 HPV 污染的物品，包括共用马桶、毛巾、浴缸等，也可引起 HPV 感染。母婴传播也是 HPV 感染的重要途径，胎儿通过产道时感染母体所携带的 HPV 病毒，出生后胎儿容易患喉乳头瘤。

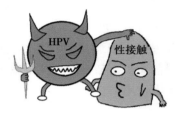

　　那么，感染 HPV= 患病吗？不是的。虽然 HPV 感染率高，但绝大部分感染者通过自身免疫系统可清除 HPV。仅一小部分持续感染者会发生病变。HPV 感染者需进一步检查排除病变，包括宫颈细胞学检查、醋酸实验、阴道镜检查、病理检查。

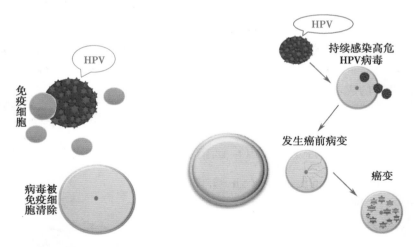

　　回到问题的开头，HPV 感染者可以进行试管婴儿助孕吗？ HPV感染是自限性疾病，仅有小部分患者因持续感染而致病。高危型HPV 的致癌过程是漫长的，HPV 持续感染到癌前病变通常要经历

8 年左右的时间，并且在此期间有可能自愈，或通过治疗而终结病程。如果检查排除了宫颈高级别上皮内病变、癌变，而仅仅是带病毒的状态，则可以先进行试管婴儿助孕。目前没有证据表明孕期感染 HPV 病毒会增加流产或胎儿畸形的概率，不必太过担心。

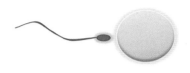

HPV 无症状感染者进行试管婴儿助孕需要注意什么？首先，要注意是否合并下生殖道其他感染，如细菌性阴道病、外阴阴道假丝酵母菌病（VVC）等。如果合并感染，建议先治疗合并感染。其次，试管婴儿期间，仍需要密切随访，若 HPV 阳性细胞学检查结果为无意义的鳞状上皮细胞病变（ASCUS），每半年重复宫颈细胞学检查。若为 HPV 阳性伴低级别上皮内病变，每 2~3 个月复查宫颈细胞学检查。

如果为 HPV 感染合并宫颈高级别上皮内病变甚至早期癌变，根据世界卫生组织（WHO）和联合国人类生殖特别规划处（HRP）2021 年 7 月 6 日发布的第二版《宫颈癌前病变筛查和治疗指南》，推荐应在 6 个月内尽快治疗，治疗后 12 个月复查 HPV，若转为阴性，则可回归定期复查，进入试管婴儿助孕治疗。

经过宫颈治疗的患者，无论是环切术、激光术，还是消融术，IVF 的风险都没有增加。接受过宫颈治疗的年轻女性可以放心。

（崔 玲 王 芳）

第四章　人工授精，
我可以从中获得什么

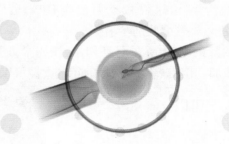

"精子跑不快,活力不行。"小 A 拿着丈夫的精液报告,一脸苦闷,结婚后这几年,小 A 为了要宝宝,辗转看了很多医生,吃了很多药,都没能如愿怀孕,今天医生建议男方查一下精液常规。结果一出来,提示弱精子症,让小 A 终于找到了求子的方向。

1. 人工授精有哪些类型

　　根据精子来源,人工授精(intrauterine insemination,IUI)分为夫精人工授精和供精人工授精。夫精人工授精(artificial insemination with husband's sperm,AIH)是指将丈夫的精子以非性交的方式送入妻子的生殖道,以达到受孕目的的技术;供精人工授精(artificial insemination by donor,AID)是指使用丈夫以外的男性精子以非性交的方式送入妻子的生殖道,以达到受孕目的的技术。

　　根据授精部位的不同,人工授精主要分为宫腔内夫精人工授精、宫颈内夫精人工授精、阴道内夫精人工授精等,目前临床最常用的为宫腔内人工授精,其成功率高于后两者。

2. 什么情况可以选择夫精人工授精

　　如果存在以下情况,可以选择夫精人工授精:

　　• 男性原因造成的不育,如严重的尿道下裂,逆行射精,勃起障碍,轻、中度少、弱精子症或畸形精子症,精液液化异常。

　　• 女性方面造成的不孕,如阴道痉挛、宫颈细小、宫颈黏液异常等造成精子无法通过宫颈导致的不孕。

　　• 生殖器畸形或各种因素导致的性交障碍。

　　• 有一些特殊情况如免疫性不孕或不明原因不孕,也可采用人工授精来帮助怀孕。

3. 哪些情况需要选择供精人工授精

以下情况需选择供精人工授精：

- 不可逆的无精子症、严重的少精子症、弱精症和畸精症。
- 输精管复通术失败者。
- 射精障碍。
- 以上 3 条中，除不可逆的无精子症外，其他需行供精人工授精技术的患者，医务人员必须向其交代清楚：通过单精子卵胞浆内显微注射技术也可能使其拥有自己血亲关系的后代，如患者本人仍坚持放弃通过单精子卵胞浆内显微注射技术助孕的权益，则必须与其签署知情同意书后，方可采用供精人工授精助孕技术助孕。
- 男方和 / 或家族有不宜生育的严重遗传性疾病。
- 母儿血型不合不能得到存活新生儿。

4. 选择人工授精，对女性有哪些要求

无论是夫精人工授精还是供精人工授精，接受人工授精助孕的女性应具备如下条件：

- 输卵管通畅：经输卵管造影至少一侧输卵管通畅且功能良好。
- 子宫发育正常或虽有异常但不影响人工授精操作和胎儿孕育。
- 卵巢排卵功能正常：自然周期或促排卵药物治疗后有优势卵泡发育。

5. 人工授精有什么风险

如果是自然周期有优势卵泡发育成熟后行人工授精，和自然妊娠受孕一样，可能有宫外孕、流产、胎儿畸形、出生缺陷、妊娠合并症等风险，发生率低。如果是促排卵周期则可能有多卵泡发育，当大于 3 枚优势卵泡发育时，会有卵巢过度刺激综合征发生的风险，表现为腹胀、尿少、血液浓缩，因此如果在促排卵监测中，有 3 枚或以上优势卵泡发育，医生会建议放弃人工授精。如果 2~3 枚卵泡发育成熟并排出，有多胎或宫内外同时妊娠的风险，增加孕期母胎风险。

6. 供精人工授精需要注意什么

首先,供精人工授精的精子来源于国家规定的精子库,是经过严格筛查的,接受供精人工授精的夫妇可以对捐精者的基本信息,如籍贯、血型、民族、职业、发色、肤色、身高等进行选择并签字确认,但精子库不会给出供精者的姓名、住址、联系方式等信息,供精者不能和接受方见面、不能知情、不能接触、不能来往。接受供精人工授精助孕所生的孩子,同自然受孕、分娩的后代享有同样的法律权利和义务。

其次,接受供精人工授精助孕技术,需要签署相关知情同意书,按医院要求接受随访,妊娠过程中出现的情况及新生儿出生情况要及时反馈给医生,以便在医生帮助下及时处理,确保母婴安全。若子代出生后到达适婚年龄有结婚对象时,可向提供助孕的医院申请排查婚姻关系。

7. 人工授精的过程

人工授精的主要过程包括:女方监测排卵(卵泡发育异常者促排卵)、排卵前或排卵后男方取精、精液优化处理后注入宫腔。

Step 1 术前评估:夫妻双方完善相关术前检查评估全身状况,以排除手术及妊娠禁忌。

Step 2 监测排卵:如月经周期规律,月经第 8~10 天开始超声监测卵泡大小,排卵一般发生于卵泡直径 18~25mm;如月经周期不规律、卵泡发育障碍,应用药物促排卵治疗。

Step 3 取精及精液处理:男方通过手淫方法取精,取精前需禁欲 3~5 天;胚胎实验室将获得的精液进行洗涤及处理,筛选形态正常、活力好的精子。

Step 4 人工授精:一般排卵前后 12 小时内是人工授精最佳时间。采用人工授精管将处理后的精液注射入女性生殖道内,术后抬高臀部卧床休息 30 分钟。

Step 5 黄体支持:人工授精后可使用地屈孕酮、黄体酮、人绒毛膜促性腺激素(HCG)等进行黄体支持。

(杨 菁 李 洁 白 茜 张觇宇)

第五章　试管婴儿，我有太多问题

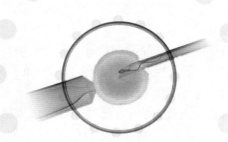

第一节　方案形形色色，哪一种适合我

> 备孕很多年未果，医生建议小 A "试管"助孕，小 A 的心里紧张又焦虑。网上一搜，原来做"试管"促排卵方案这么多，我应该选择哪种方案呢？有没有安全有效、快速经济又对身体损伤小的方案呢？做"试管"促排卵后会让我变老吗？用那么多促排药物会影响孩子健康吗……这些问题让小 A 寝食难安。

1. 卵巢反应性预测

体外受精 - 胚胎移植技术，俗称"试管婴儿"，是治疗不孕症最有效的方法。体外受精 - 胚胎移植技术包括促排卵、取卵、体外受精和培养、胚胎移植四个阶段。促排卵又称控制性卵巢刺激（controlled ovarian stimulation，COS），是指在一定范围内，让多个卵泡同时发育成熟。医生会根据每个患者的不同情况给予不同用药方案，同时在用药过程中根据各种指标不断调整药物，以达到让合适数量的卵泡发育成熟的目的。此外，卵泡发育的数量也要控制在一定范围内，太少不能产生足够的胚胎，不能保证试管婴儿的成功率；太多容易导致卵巢过度刺激综合征，同时也会影响卵子及胚胎和子宫内膜的质量。

在 COS 中，患者的年龄、抗米勒管激素（AMH）及窦卵泡数（AFC）可以预测卵巢对促排卵药物治疗的反应性。患者卵巢反应性佳，获卵数高，可移植胚胎数多，累积妊娠率高；卵巢反应性差，助孕周期取消率高，获卵数少，可移植胚胎数少，最终的妊娠率也低。因此对于不同的卵巢反应性人群选择个体化的促排方案，是体外受精-胚胎移植技术治疗成功的关键环节，医生会根据以下情况为患者的治疗进行预判并选择适合的促排卵方案。

卵巢反应性预测：综合病史、体格检查、窦卵泡数以及激素含量预测卵巢反应的高低，应作为制定 IVF 最初方案的基础。卵巢储备功能的评估有助于预测治疗的预后以及治疗方案的选择。

（1）高反应：指卵巢对促性腺激素（Gn）刺激异常敏感，多卵泡发育。一般以获卵数>15 个或人绒毛膜促性腺激素（HCG）注射日（扳机日）雌二醇 E_2>5 000pg/ml 为标准。卵巢高反应者卵巢过度刺激综合征（OHSS）发生风险增加，并且超生理量的甾体激素环境可能损害胚胎质量和子宫内膜容受性，影响妊娠结局。

1）常见人群：多囊卵巢综合征（PCOS）患者、年轻且 BMI 较低患者。

2）诊断（满足任何一条者）：①COS 周期取卵数目>15 个或由于卵泡发育过多取消周期；②COS 后发生中、重度 OHSS；③COS 过程中发现 ≥12mm 的卵泡>15 个；④COS 过程中发现 E_2>5 000pg/ml。

3）预测卵巢高反应的指标：①年龄：年轻女性高反应者多，一般<35 岁；②AFC（数目、大小、均一度）：一般 AFC>20 个为高反应人群；③激素水平：AMH>4.5ng/ml，预测高反应的假阳性和假阴性率均降低；④月经周期：月经周期长的稀发者发生高反应的概率大；⑤对促排卵药物的反应：在既往的促排卵周期中有多卵泡（12~14mm 卵泡多于 15 个）发育、采卵数目>15 个或既往发生 OHSS。

（2）低反应：指卵巢对 Gn 刺激反应不良的病理状态，主要表现为卵巢刺激周期发育的卵泡少、血雌激素峰值低、Gn 用量多、周期取消率高、获卵少和临床妊娠率低。

1）诊断标准：按照卵巢低反应博洛尼亚共识，至少满足以下 3 条中的 2 条即可诊断卵巢低反应：①高龄（≥40 岁）或存在卵巢反应不良的其他危险因素；②前次 IVF 周期卵巢低反应，常规方案获卵数 ≤3 个；③卵巢储备下降（AFC<5~7 个或 AMH<0.5~1.1ng/ml）。

如果年龄不足 40 岁或卵巢储备功能检测正常，患者连续两个周期应用最大化的卵巢刺激方案仍出现卵巢低反应也可诊断。

2) 导致卵巢反应不良的其他危险因素包括：①影响卵巢储备和卵巢反应的遗传性疾病：染色体数量和结构异常，基因突变如 Turner 综合征。②既往盆腔炎、子宫内膜异位症、卵巢囊肿手术史或放化疗（特别是烷基化的化疗药）史。

（3）正常反应：尚无统一的共识或指南。目前主要根据年龄、卵巢储备功能以及是否存在卵巢低反应的周期取消史来综合评价。

一般认为符合卵巢正常反应的标准：①年龄<35 岁；②卵巢储备功能正常（1.0~1.4<AMH<3.5~4.0ng/ml，7≤AFC≤14 个，FSH<10mIU/ml）；③既往无卵巢低反应的 IVF 周期取消史。

卵巢正常反应常见人群为单纯输卵管性因素不孕的女性和 / 或男性因素导致的不孕。

2. 常用控制性卵巢刺激方案

促排卵方案可分为降调节方案，如长方案、超长方案、短方案等；和非降调节方案，如拮抗剂方案、微刺激方案、高孕激素状态下促排卵（PPOS）方案等。

（1）降调节方案：降调节可以抑制或减少自发性黄体生成素（LH）峰的出现，避免自发排卵，可以主动决定 HCG 的给予时间和取卵时间；可以增加卵泡募集的数量，改善卵泡发育同步化，争取得到更多的同步发育的成熟卵泡。一般对子宫内膜异位症、子宫腺肌病、多囊卵巢综合征、不明原因反复种植失败等患者给予降调节方案促排卵。

1) 长方案：长方案所需要的治疗时间较长，从上一周期排卵后 7 天左右，即月经第 21 天开始，是最常用的促排卵方案之一。月经第 21 天左右，医生需先进行 B 超或抽血判断是否为排卵后的黄体期，确定为黄体期时，注射降调节药物，使卵泡生长受到控制，给药后第 14 天左右开始加用促性腺激素（FSH 或 HMG）进行促排卵，直到卵泡生长至足够大时注射 HCG（夜针）为止。平均促排时间为

10~13 天。

2）超长方案：超长方案所需要的治疗时间更长，在黄体中期（月经周期第 21 天左右），经 B 超及激素检查后，根据病情用长效（3.75mg/ 支）促性腺激素释放激素激动剂（GnRH-a），注射后 21 天或 28 天复查，肌内注射 2~6 个周期，最后一次用药 3 周左右，经 B 超及激素检查，个体化使用促排卵药物，直至卵泡生长至足够大时注射 HCG 为止。平均促排时间为 10~13 天。

3）早卵泡期长效长方案（长长方案）：适用于卵巢储备功能较好、轻度子宫内膜异位症、反复种植失败及多囊卵巢综合征等患者。

具体方案：早卵泡期（月经周期第 2~4 天），肌内注射长效 GnRH-a 3.75mg，降调 30 天后，行阴道 B 超监测并空腹测血 LH、FSH、E_2、孕激素 P 及 HCG，判断是否达到降调标准。

注意事项：应用降调节药物后嘱患者采用避孕措施，并注意月经干净后阴道再出血及腹胀情况，如出血持续时间长且量多，或腹胀明显，嘱患者就诊并行阴道 B 超检查，如发现因 Flare-up 作用而多卵泡发育，可进行 E_2 监测，必要时顺势取卵。

（2）非降调节方案

1）拮抗剂方案：持续时间与短方案相似，从月经周期第 2 天或第 3 天开始用促性腺激素，在卵泡长大到 14mm 左右时或雌激素明显上升时，同时使用拮抗剂，至夜针日。平均促排时间为 9~10 天。

2）微刺激方案：治疗时间较拮抗剂方案更短，根据患者月经期的卵巢情况及性激素水平判断如何用药，通常从月经周期第 2 天或第 3 天开始口服氯米芬（CC）或来曲唑，服药期间或 5 天后进行促性腺激素（Gn）注射至夜针日。平均促排时间为 5~7 天。

3）PPOS 方案：适应证同 CC 方案。月经第 2~3 天 Gn 启动剂量一般为 150~300IU，同时应用甲羟孕酮（MPA）6mg，用药 4 天后复查阴道 B 超和 E_2，根据卵泡发育情况调整 Gn 剂量，MPA 和 Gn 用至扳机日停用。

扳机标准同 CC 方案，扳机可用 GnRH-a 0.1mg+HCG 1 000IU，23：00 皮下注射。取卵时间同 CC 方案。

4）自然周期：适用于反复大剂量 Gn 促排卵，仅有一个优势卵泡生长，月经规律且有排卵的患者。

扳机标准：扳机时机需结合患者内源性 LH 峰，高龄患者的卵泡径线不易放大。扳机时优势卵泡直径 $\geqslant 16mm$，$E_2 \geqslant 150ng/L$（550.5pmol/L），可用艾泽 $250\mu g$ 扳机，36 小时取卵。根据患者情况安排是否当月移植，黄体支持同常规降调节方案。也可用 GnRH-a（曲普瑞林）0.2mg 扳机，取卵时间同 CC 方案。取卵后第一天超声显示，卵巢中尚有 2 个以上 $\leqslant 10mm$ 卵泡，与患者沟通后可继续行黄体期促排。

促排卵方案的使用和选择是非常个体化的，没有所谓绝对适用的促排卵方案，也没有所谓的成功率最高的促排卵方案。不同促排卵方案患者获益不同，通常对于卵巢高反应人群，多用拮抗剂方案、PPOS、短方案；卵巢正常反应人群，通常选择长效长方案、短效长方案、早卵泡期长效长方案及拮抗剂方案等；卵巢低反应人群，通常选择微刺激、自然周期、PPOS 及拮抗剂等方案。医生根据经验和对患者的评估综合考虑后选择。一般给予促排卵药物 3~5 天后，医生会安排患者 2~3 天返院一次进行 B 超监测，查血性激素。促排药物总费用也因药物不同及用药时间不同而异，少则几千多则上万。在降调及促排卵早期正常生活，可以上班，正常饮食，适当增加营养，特别是增加蛋白质和维生素的摄入。在促排卵后期要注意多休息，避免重体力劳动及剧烈活动，在起床、如厕、翻身时动作缓慢。

医生一般要考虑两方面问题：有效性和安全性。有效性就是要达到多个卵泡同步发育的目的，能获得多个卵子。安全性是指在达到有效性的同时，尽量避免合并症和并发症。不是取到的卵越多越好，过多卵子产生的同时也意味着并发症发生风险增加，而且卵的质量未必优秀。

一般来说，在兼顾有效性和安全性的前提下，根据患者的不孕原因、年龄、卵巢功能、体重、既往对促排卵药物的反应及治疗结局等不同情况，医生可以大致确定合适的促排卵方案。促排卵方案的制定并非医生"独断专行"的，患者的主观意愿也是医生制定促排方案时的一个重要参考依据，患者可以向医生表明自己的想法，合适的治疗方案加上患者的充分配合往往能带来满意的治疗效果。

3. 促排卵药物会增加胎儿畸形的风险吗

辅助生殖技术（ART）的重要内容之一是促排卵治疗，其应用改善了临床妊娠率，但多胎妊娠、卵巢过度刺激综合征（OHSS）等并发症的发生概率增高。促排卵最常用药物为克氯米芬（CC），芳香化酶抑制剂、促性腺激素（Gn）类和促性腺激素释放激素类似物（GnRHa），包括激动剂（GnRH-a）和拮抗剂（GnRH-A）近年来的应用也逐渐增加。各种药物有不同的适应证、禁忌证和用药方案。在不同的方案中，合理使用促排卵用药对胚胎的正常卵裂率、形态、发育潜能及降低碎片比例有益。然而，不合理的促排卵用药将导致低的获卵率、受精率、胚胎卵裂率、优质胚胎率、囊胚形成率及囊胚细胞数的下降，增加患者不良妊娠结局风险。此外，高剂量促排卵药物的应用还可能增加早期胚胎非整倍体出现的概率，导致植入率下降及流产率上升。目前，对于促排卵药物增加胎儿畸形的风险并无报道。

4. 每次返院都要抽很多血，对身体有影响吗

促排卵后要通过 B 超监测和抽血查激素来指导促排用药的调整及判断卵子发育情况。因此，促排后的激素检测是必要的，一个促排周期可能要抽血 5 次左右，但每次抽血的量是较少的（2~3ml），抽血后身体会很快恢复供血，对身体不会造成不良影响，并且通过抽血可以刺激骨髓的造血功能。

5. 促排后会不会减少卵巢的卵子，取卵后或取卵多会造成卵巢早衰吗

卵泡消耗完了就会绝经，促排卵治疗每次都长出不止一个卵泡，是不是会把卵泡早早地用完了让患者提前进入绝经期呢？

孕 16 周性腺嵴分化性别，卵泡发育实际开始。女婴出生时，卵

巢静止期卵泡有 200 万个，已经耗竭 80%。青春期前仅剩 30 万个（耗竭 95%）。育龄期只有 400~500 个（<1%）将发生排卵。

　　女性的卵泡数是出生时就固定的，出生后不再新生卵泡，一生排 400~500 个卵泡。正常情况下每一月经周期中只有一个卵泡发育至成熟，称为优势卵泡。其他卵泡受抑制因子的抑制，停止生长，退化为闭锁卵泡。卵泡从窦前卵泡到最后成熟实际跨越 3 个月经周期，约 85 天。

　　女性发育到青春期时，卵巢约有 30 万个卵子，在其后的 30~40 年间以每天 30 个左右的进度萎缩和闭锁。在不用促排卵药物的情况下，女性每个月的一批卵泡中一般仅有一颗卵子生长发育成熟并排卵，这一批中其他的卵子随之凋亡。促排卵是通过增加 FSH 的剂量使部分不敏感的卵泡即闭锁卵泡，进入敏感阶段，进一步生长，达到成熟卵泡的标准，因此促排卵可以获得比自然周期更多的成熟卵泡。促排卵过程只是将原本该进入闭锁的卵泡利用药物拉回了生长队列，不会额外损耗卵子的库存量，这属于"资源再利用"，因而不会使绝经期提前。

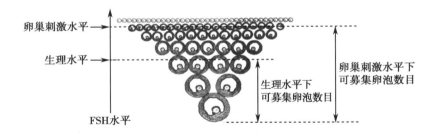

在生理及卵巢刺激下的卵泡募集示意图

（高　敏　任　睿　张学红）

6. 促排药物剂量越大卵泡越多吗

> "同样是促排卵，为什么和我一起进周期的小 B 每次打针量都要比我多一些？"小 A 疑惑不解。"最后小 B 的成熟卵泡会不会比我多，比我好，医生为什么不给我也多用点药呢？"小 A 默默向老公吐槽，老公也不明白："那我们问问医生吧，看是不是用药多就好呢，如果用药多会更好那我们也多用一些"。

促排卵是使用促排卵的药物对卵巢进行刺激来调节卵巢的功能诱发排卵，可根据患者有排卵或无排卵的类型及医疗干预的目的分为诱导排卵（ovulation induction，OI）和控制性卵巢刺激（controlled ovulation stimulation，COS）。OI 指对无排卵妇女进行卵巢刺激，形成正常的排卵周期（模仿生理性的一个优势卵泡的选择和排卵来恢复正常的生理功能）；COS 旨在诱导多个优势卵泡发育，即多个卵母细胞成熟，以增加妊娠概率。促排卵治疗既可以用于排卵正常的妇女，也可以用于无排卵妇女，是进行辅助生殖技术（ART）及其衍生技术的基础。

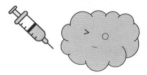

控制性卵巢刺激？

通常临床上以患者对促性腺激素的反应性分为高、正常、低三种。评估患者对促性腺激素反应性的主要指标包括年龄、BMI、窦卵泡数、此前的超排卵 / 超促排卵经历、是否为多囊卵巢综合征患者等。一般医生依据对患者反应性的判断进行促排卵 / 超促排卵初始剂量的选择。在确定初始剂量后，在促排卵 / 超促排卵周期中，医生还需要密切观测一些对患者反应性具有预测作用的监测指标，并据此对药物剂量进行调整，以保证在获得足够数量及质量的卵子的同时不引发卵巢过度刺激综合征。常用的监测指标包括血清雌二醇水平、卵泡个数及大小和卵巢体积。

因此，在促排卵 / 超促排卵过程中医生会根据患者反应性严格控制药物使用剂量，为不同个体制定适宜的用药计划，并不是用药量越多获得的卵泡就越多。

7. 什么是夜针，夜针的目的是什么

> 经过 12 天的超促排卵治疗，小 A 的卵泡发育很好，有 10 多颗卵泡径线已达标，今天就诊，主诊医生根据血激素水平及卵泡个数及大小决定停药，并安排了夜针，小 A 又迷茫了，打了十多天的针了，每次都是白天打的，第一次安排晚上打针，什么是夜针，为什么偏偏要晚上打，它有什么作用呢？

夜针即在进行试管婴儿过程中使用药物进行扳机，以促进卵子成熟，让卵丘细胞松散，从而使卵子易于从卵泡壁脱落而更易取得卵子，注射时间一般安排在晚上，因此称为"夜针"。

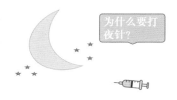

夜针为什么一般安排在晚上呢？因为排卵的情况不能确定详细时间，只能提前预估，为了避免取卵手术前卵子提前排出，在取卵前 36~37 小时注射人绒毛促性腺激素（HCG），控制排卵情况。如果在取卵前提前排卵，就会导致没有合适的卵子进行体外受精，治疗失败。卵子一般在距注射夜针 35~36 小时成熟，为了能在上午取卵，所以要在晚上打夜针。但是在自然周期和微刺激周期中，夜针时间可能提前。但无论什么时间，必须按照医嘱时间用药，否则影响取卵结果，比如提前排卵、卵子不成熟等。

一般来说医生需要结合患者的卵泡大小、激素水平、促排方案、受精方式以及其他因素来确定夜针时间。夜针的常用药物有以下两种：

1）HCG 扳机：一般情况下，决定 HCG 使用时机和剂量主要参考卵泡直径的大小/数目和外周血中激素水平，通常 HCG 剂量为 2 000~10 000U。OI 周期以诱导优势卵泡进一步成熟并控制排卵时机为目的，在卵泡接近成熟时注射 HCG；在 COS 周期，当主导卵泡

中有 1 个直径>18mm 或 3 个直径>17mm 时，结合激素水平，适时给予 HCG。

2）促性腺激素释放激素激动剂（GnRH-a）扳机：在非垂体降调节促排卵周期（如拮抗剂/微刺激方案）中有多个卵泡发育时，为预防卵巢过度刺激综合征（OHSS）发生，可以利用 GnRH-a 行扳机，激发内源性促黄体生成素（LH）峰。

8. 促排卵常见药物的保存方法及注射方法

反复妊娠失败，小 A 经历了一次又一次的身心双重打击，在家人和亲朋的关爱鼓励下，身体与精神稍稍恢复。朋友介绍，试管婴儿可能会帮助她和爱人获得健康的宝宝，这次她决定进行辅助生殖助孕，通过前期检查之后顺利进入了超促排卵周期，医生开好药之后她需要自己带着每天找护士打针，促排卵药物如何保存呢？

常用促排卵药物保存及使用方法见表 5-1。

表 5-1 促排卵药物保存及使用方法

药物	保存方法	使用方法
枸橼酸氯米芬（CC）	遮光，密封保存	口服
来曲唑（LE）	30℃以下保存	口服
尿促性素（HMG）	遮光、密闭，在干燥处保存	肌内注射
贺美奇	遮光，勿超过 25℃	肌内/皮下注射
丽申宝	遮光、密闭，不超过 20℃	肌内注射
果纳芬	置于原包装中，勿超过 25℃	皮下注射
普丽康	2~8℃，将笔芯保存于外盒里	皮下注射
乐芮	遮光，勿超过 25℃	皮下注射

（荀文婕　任　睿　张学红）

第二节　取卵与取精

"你的卵泡个数控制得很好，双侧加起来 15 个左右，激素值也挺好的，今晚准时打夜针，后天早上就可以取卵啦！"听着医生的话，小 A 心里的石头终于落地了，连续打了十几天的针，卵泡长得很好，又顺利过了一关。可是想起来取卵的时候老公也需要取精，刚放下的心又提了起来，因为老公取精困难，如果取卵当天取不出来精液咋办？听医生说可以睾丸穿刺取精，不知道该注意些什么呢？后天就要取卵了，我又该注意些什么呢？

通常情况下，若男性可以正常排精，一般建议采用手淫的方式进行取精；若男方存在取精困难问题，可以采取其他辅助方式解决。比如，视频或图片辅助刺激、药物帮助或提前冷冻精子，如果以上方法均失败，可考虑采取睾丸穿刺取精。以下为取卵、取精以及睾丸穿刺取精的注意事项。

1. 女方取卵

（1）取卵前一天

● 淋浴后更换干净的内衣裤和袜子，洗澡时避免用力揉搓小腹。

● 证件准备：夫妻双方结婚证、身份证原件。

● 全麻患者取卵日，取卵手术前至少 4 小时禁食禁水（避免手术过程中呕吐引起窒息）；非全麻患者可少量吃早餐。

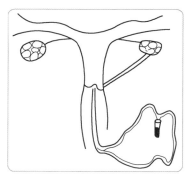

取卵示意图

（2）取卵当日

- 按照安排的时间到达手术室护理站办理相关事项。

- 不化妆、不戴首饰、不留长指甲、不涂指甲油、不使用香水或任何其他有气味的东西，以便医生观察生命体征；穿平底鞋谨防术后跌倒，穿上下分体式衣裤。

- 贵重物品请不要带至医院。

- 提前排空大小便，夫妇双方在候诊区等候，等待护士安排引领。

（3）取卵后

- 取卵后半小时如没有恶心、呛咳等症状，可以适量饮水，排尿时注意观察尿液的颜色，若有血尿及时通知医护人员。

- 注意取卵后腹痛及阴道出血情况，正常情况下取卵术后腹痛应逐渐减轻，且无或有少量阴道出血。当腹痛逐渐加重或有大量阴道出血应及时通知医护人员。

- 取卵后休息 1 小时左右，之后根据取卵个数及身体状态决定留院观察或回家休息。

- 取卵后卵巢仍比正常卵巢稍大，需注意休息，禁止同房，少活动，特别要避免剧烈运动，翻身和转身时动作要轻柔、缓慢。

- 取卵后的饮食应富含蛋白质和维生素，多喝汤水（鸡汤、鱼汤、冬瓜汤等），以及牛奶、豆浆，预防卵巢过度刺激综合征。

- 取卵后如能进行新鲜胚胎移植，一般在取卵后的第 3 天或第 5 天进行，女性需遵医嘱使用抗生素和黄体支持药物。如暂时不移植，可先冻存卵裂期胚胎或囊胚。

2. 男方取精

（1）取精前

- 男性在女性取卵日取出来的精子其实是 80 多天前就产生的。故孕前三个月就要保持健康良好的生活方式：不抽烟、不喝酒、不熬夜，下身局部降温，远离桑拿、电磁辐射，保持情绪稳定，有助于提高精子质量。

- 取精前 2~7 天禁欲。

- 取精前一天要自身清洁,更换干净衣物,以免取精时污染精液。
- 若有取精困难情况,请提早告知医生,可用药物、事先冷冻精子、手术等方式解决。对于取精困难户,请保持良好心态,充足睡眠,女方给予高度呵护,多鼓励,切勿抱怨、责骂、恐吓。

(2)取精当日

- 需要在取卵日当天取精,不可以空腹。
- 为了保证留取精液的安全性,需要在医院取精室内完成。
- 取卵日不能同房取精(但女方可帮忙),亦不可使用润滑剂、避孕套,以免影响精子质量和活动率。
- 取精时手不要触碰取精杯内壁,以免污染精液;若在取精过程中有异物掉入精液中切记不要自行用手去取,应及时联系工作人员,溅出杯外的精液绝对不能重新放入杯内。
- 取好精液立刻盖好盖子,避免暴露于空气中太久,将留取的精液标本立即交给医务人员。
- 对于逆行射精的男性,按照医生要求,准备就绪后排空膀胱(膀胱存留少部分尿液,便于射精后迅速排出含有精子的尿液)。
- 取精结束后不要马上离开,如有任何问题,请随时向实验室人员、医生咨询。

3. 睾丸穿刺注意事项

(1)穿刺术前

- 术前2~3天禁止性生活和其他排精活动,每天用肥皂水清洗外阴部位。
- 术前1天洗澡,遵医嘱备皮,备皮范围常规为肚脐以下、两侧膝盖以上。
- 手术日穿紧身内裤,以利于术后压迫止血。

(2)穿刺术后

- 术后3天不能洗澡,一周不能骑自行车、电动车、摩托车等,2周内不能同房,不能剧烈运动,不能重体力劳动。

- 如伤口出现出血、感染、血肿情况，请立即就诊男科医生。
- 遵医嘱口服抗生素。

（骆晓荣　任　睿　张学红）

第三节　孵育生命

经过促排、取卵、取精，医务人员告知小A夫妇他们的卵子和精子已经在胚胎实验室里被细心培育着，3天以后将会告知他们胚胎的情况。小A夫妇又激动又忐忑，情不自禁上网搜索相关知识，让我们跟着小A夫妇一起来看看大家常有的困惑吧。

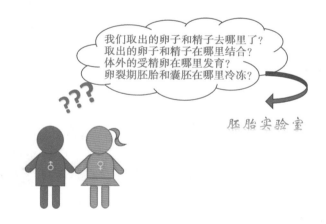

1. 第一代试管婴儿（体外受精 - 胚胎移植；IVF-ET）

通过促排卵，女方获得一定数量的卵子，同时男方取出精液，在实验室环境下让精卵自然结合，不采取干预措施。主要适用于女方因素不孕（输卵管不通、卵泡发育和排卵障碍、子宫内膜异位症），男方少、弱精症等。

第一代试管婴儿胚胎实验室流程包括：采卵当日的拾卵，精液的优化处理，精子和卵子的体外受精，胚胎的培养和观察，胚胎移植及冷冻。

（1）拾卵：在显微镜下将采卵时收集的卵泡液中的卵丘复合物全部找出，用培养液冲洗干净后，转入过夜平衡后的卵子培养皿中培养。

（2）精液的优化处理：第一代试管婴儿技术，男方精液质量相对较高，一般采用上游法或密度梯度离心法对收集的精液进行优化处理。

（3）精子与卵子的体外受精：将卵子从卵子培养皿中转入受精培养皿中，在受精皿中加入优化处理后的精子。

（4）受精观察及胚胎发育过程：采卵后第 1 天观察原核，第 2~3 天观察受精卵的分裂过程，采卵后第 3 天观察卵裂期胚胎，此时可利用的卵裂期胚胎可以进行移植、冷冻或者继续培养至第 5~6 天。采卵后持续培养 5~6 天的受精卵发育成囊胚期胚胎，此时可利用的囊胚可以移植或者冷冻。

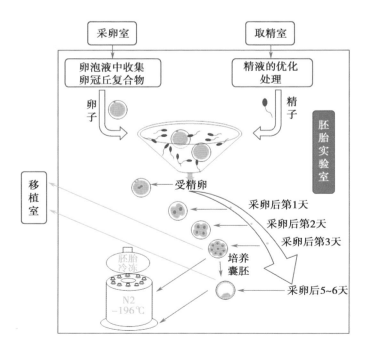

一般来说，受精卵在胚胎实验室中只培养至第 5~6 天，极个别受精卵会培养至第 7 天。以上就是整个第一代试管婴儿在胚胎实验室的流程。

2. 第二代试管婴儿（单精子卵胞浆内显微注射，ICSI）

选择单个精子注射到卵细胞的胞浆内，从而使卵子受精。主要适用于男方严重的少、弱精子症，梗阻性无精子症，常规体外受精失败等。

第二代试管婴儿技术与第一代试管婴儿技术最大的区别是体外受精的方式不同，第二代试管婴儿技术是选择单精子注射到卵母细胞胞浆内。所以实验室流程和第一代试管婴儿的胚胎实验室流程最大的不同是体外受精的操作不同，通过单精子卵母细胞胞浆注射技术使精卵结合受精，其余流程均与第一代试管婴儿技术相同（拾卵、取精、胚胎的培养和观察以及胚胎的移植和冷冻）。

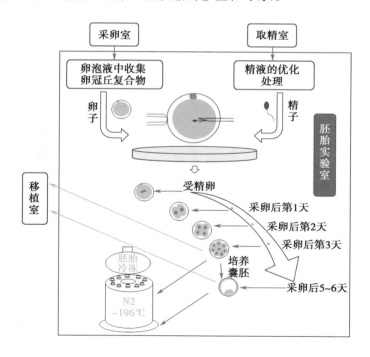

3. 第三代试管婴儿（胚胎植入前遗传学检测，PGT）

指利用全基因扩增、测序或其他方法对体外受精形成的胚胎进行染色体拷贝数变异情况、单基因突变情况等遗传学检查，排除遗传异常胚胎，将正常胚胎植入母体继续发育，可提高胚胎植入率，降低流产率，避免妊娠患有遗传病的胎儿。

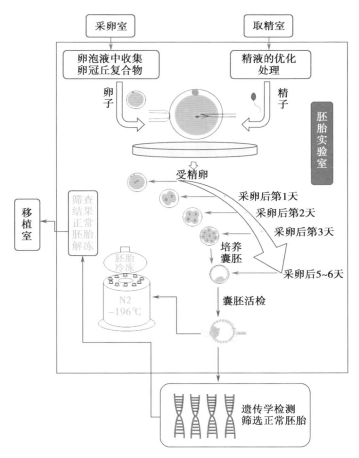

第三代试管婴儿技术是在第二代试管婴儿技术上，通过对囊胚期的胚胎取样活检、扩增测序等遗传学检测，筛选出遗传正常的胚胎。

所以第三代试管婴儿技术的胚胎实验室流程中的拾卵、取精、单精子卵胞浆内注射与第二代相同。胚胎的培养和观察略有不同，需要将胚胎直接培养至囊胚，不冷冻卵裂期胚胎，同时对活检后的囊胚也只冷冻，等待遗传学检测结果，筛选出遗传正常的胚胎进行解冻移植。

4. 这么多患者的胚胎，如何保证对号入座

来到生殖医学中心，大家会发现总有多位患者在同一天取卵，另外还有其他患者进行解冻胚胎移植，如何保证每位患者和其胚胎一一对应，生殖医学中心的医务人员花费了不少心思，设置了层层保护措施确保大家的胚胎都能对号入座，包括：

- 进入周期后，患者夫妻双方将指纹和照片录入识别系统，患者取精液、取卵和移植前验证指纹通过后才能进行相关操作。
- 取精杯、培养皿、离心管、巴氏吸管等所有医疗耗材均标记夫妻双方姓名，并加贴身份核对芯片，冷冻载杆上加贴二维识别码，通过身份芯片核对系统，每个患者配子/胚胎所用的载体和转移管匹配后才能进行操作。
- 取卵、精液优化、体外受精、移植、冷冻等所有操作流程均进行双人人工核对。
- 胚胎实验室中还采用先进的智能身份芯片核对系统和指纹识别系统，结合双人人工核对，确保胚胎对号入座。

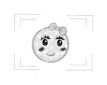 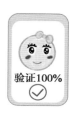 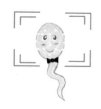 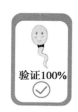

5. 什么是胚胎评级

在告知胚胎情况时，胚胎师通常会详细告知大家所形成的每个胚胎的胚胎评级，听上去有点像是公布考试成绩，那么什么是胚胎评

级呢?胚胎评级是由胚胎学家在胚胎不同的生长发育阶段进行的形态学评估。

卵裂期胚胎主要根据第 2 天和第 3 天胚胎的细胞数、碎片、细胞大小均匀程度、胞浆是否含有粗颗粒以及空泡、胞浆色泽、卵裂球是否有多原核等进行形态学综合性评估。正常受精胚胎,第 2 天是 4 细胞,第 3 天是 8 细胞,碎片占胚胎比例小于 10%,细胞大小均匀,无多核卵裂球,无空泡,胞浆均质透明的胚胎评级较好。

第 5 天或第 6 天的囊胚则主要根据囊胚腔大小、内细胞团和外胚滋养层细胞来评级。根据囊胚腔大小和是否孵化,将囊胚的发育分为六个时期;处于 3 期到 6 期的囊胚,再根据内细胞团和外胚滋养层细胞的数量和排列紧密程度进行评级,内细胞团和外胚滋养层细胞多,结构紧密的囊胚评级较好。

6. 胚胎评级低就一定怀不上吗

答案是否定的。胚胎评级是胚胎学家通过各种形态学指标对胚胎质量进行的人为评估,带有一定的主观性。

原则上胚胎评级高的胚胎发育潜能更好,相较于评级低的胚胎可能会获得更好的妊娠结局,但妊娠是一个机体状况、内膜环境、激素水平、胚胎质量等多因素参与的复杂生理过程,单纯谈及胚胎质量并不能决定妊娠的成败,而仅通过形态学评估和人为主观判断也不能完全判定胚胎的好与坏,此外胚胎还具有自我修复功能,评级低的胚胎也有成功妊娠的可能。

7. 为什么胚胎有那么多碎片,碎片多的胚胎能怀孕吗

碎片形成的可能原因有:卵巢促排卵刺激,配子质量不佳,高浓度精子的受精环境导致培养液中氧自由基的含量上升,温度、pH 等胚胎培养状况的改变等。

胚胎碎片作为胚胎形态学评级的指标之一,在临床实践中,医生发现当胚胎碎片小于 10%,其种植率与临床妊娠率较高;而胚胎碎片比例的增加常常伴随胚胎染色体异常率的增加,其胚胎种植率随之

降低。另外胚胎的种植率与碎片的大小、位置也有关系，大而分散的碎片影响细胞骨架，妨碍胚胎分裂，导致种植失败。

那么碎片多就一定怀不上吗？其实人类胚胎碎片的产生可能也是胚胎的一种自身保护机制，意在排除染色体异常的卵裂球，这些卵裂球有可能在胚胎发育过程中被重吸收或裂解；另外，有证据显示人成熟卵所含有的物质远远大于卵子发育的需求，碎片多的，甚至将近一半的卵裂球因碎片化而失去功能的胚胎，仍有可能成功植入分娩。

8. 为什么胚胎发育阻滞了，每次都是细胞数不够

胚胎学家一直在探索是什么导致了胚胎发育阻滞，目前发现其可能的原因主要包括：

- 患者配子或受精卵染色体异常，这是胚胎发育阻滞最主要的原因。除细胞核 DNA 基因组异常外，卵子内线粒体 DNA（mtDNA）的异常也可能导致胚胎发育阻滞。卵子内线粒体作为卵子能量供给的核心环节，在保证和维持卵子活力和功能中发挥着至关重要的作用。mtDNA 与人体细胞核的 DNA 基因组是相互独立的，目前普遍认为胚胎发育存在 mtDNA 拷贝数"门槛"（阈值），当 mtDNA 拷贝数大于这一阈值时，胚胎可正常发育；而小于这一阈值时，则会造成胚胎发育阻滞。
- 胚胎培养体系和实验室环境异常改变。
- 临床促排卵用药不合理。
- 操作时人为损坏等。

9. 什么是"D3 胚胎"

"D3 胚胎"是根据"伊斯坦布尔共识"约定俗称的胚胎"昵称"，"D"是取卵后天数的简称。取卵后次日即为第一天（day1，简写为D1），一般来说 D1 胚胎是精卵结合后 16~18 小时形成的受精卵，显微镜下可见 2 个原核；第二天胚胎（D2）指精卵结合 43~45 小时后卵裂形成的胚胎，一般为 4 细胞胚胎；第三天胚胎（D3）指精卵结合67~69 小时后卵裂形成的胚胎，一般为 8 细胞胚胎。

D3 胚胎为卵裂期胚胎，是胚胎早期发育的一个重要阶段，对 D3 胚胎进行形态学评级，可帮助临床医生和胚胎师共同决定该胚胎可否进行移植、冷冻或进行囊胚培养。

10. 什么是囊胚培养

体外受精第 3 天的卵裂期胚胎，继续培养 2~3 天后发育为由内细胞团、囊胚腔及滋养外胚层组成的结构，称为囊胚，是胚胎体外培养的最后阶段。

11. 移植 D3 卵裂期胚胎好还是囊胚好，哪个成功率高

理论上胚胎可以在任何阶段移植，即从第 1 天到第 6 天或第 7 天都可以移植。然而在临床实践中通常选择 D3 移植卵裂期胚胎或 D5/D6 移植囊胚期胚胎。到底是选择卵裂期还是囊胚期胚胎移植，目前仍存在较大争议。移植卵裂期胚胎和移植囊胚期胚胎的优缺点如下：

（1）D3 卵裂期胚胎移植的优点

- 可移植的胚胎比较多，取消移植的风险比较低。
- 缩短体外培养时间，一定程度上降低体外培养风险。

（2）D3 卵裂期胚胎移植的缺点

- 卵裂期胚胎形态学评级具有一定的局限性，不能确保挑选出最好的胚胎移植，另外卵裂期胚胎不如囊胚期胚胎与内膜同步性好，因此卵裂期胚胎移植妊娠率较囊胚期相对偏低。
- 卵裂期胚胎移植数目相对较多，多胎妊娠率较高。

（3）囊胚期胚胎移植的优点

- 囊胚培养是筛选胚胎的过程，只有发育潜力好的胚胎才能进入囊胚阶段。
- 囊胚与子宫内膜发育更同步，着床率接近卵裂期胚胎的 2 倍。
- 囊胚移植后异位妊娠发生率显著低于卵裂期胚胎。
- 单囊胚移植可获得满意的妊娠率，并降低多胎妊娠率。

（4）囊胚期胚胎移植的缺点

- 无可移植胚胎风险增加或可移植胚胎较少。

- 增加同卵多胎发生率。

因此，综合 D3 卵裂期胚胎和囊胚期胚胎移植的优缺点，选择适合自己的才是最好的。通常来说，D3 胚胎数较少，且胚胎质量较差者较适合移植 D3 卵裂期胚胎；而以下人群则适合移植囊胚：①年龄相对年轻，卵巢储备好，D3 胚胎数和胚胎质量理想，其囊胚培养失败的风险较小；或②反复移植卵裂期胚胎失败患者，减少因胚胎质量导致失败的可能性；或③有异位妊娠病史或高危因素，减少异位妊娠的发生率；④瘢痕子宫、子宫畸形、先天或后天因素导致宫颈功能不全等原因需优先考虑单胚胎移植的人群。

在临床治疗过程中，当患者具备囊胚培养的条件时，生殖医学中心的医生会建议行囊胚培养，并告知囊胚培养的风险和优势。是否进行囊胚培养的最终决定权在于患者自身。如果大家有任何疑问，可及时咨询生殖医学中心的医护人员，如仍有不能理解或非常担心囊胚培养的风险，也可以选择第 3 天移植。

12. D3 胚胎不错，是不是一定能培养出好囊胚

不一定。如前文所述，D3 胚胎是卵裂期胚胎，卵裂期胚胎形态学评级是参考 2009 年 Racowsky 等研究及"伊斯坦布尔共识"中的卵裂期胚胎评估将细胞数、碎片、卵裂球均一度三个指标整合在一起的评分形式。

形态学评级不可避免带有胚胎学家主观因素，且没有一个指标是胚胎质量好坏的绝对标志，在评级为优质的胚胎中非整倍体并不少见。因此，D3 胚胎形态学评级高不一定能形成好的囊胚。

13. 哪些胚胎可以冷冻

对于 D3 卵裂期胚胎而言，参考 2009 年 Racowsky 等研究及"伊斯坦布尔共识"中的卵裂期胚胎评估，评级为 1、2、3 级的胚胎可以冷冻。对于囊胚期胚胎而言，囊胚分期和评级参照 1999 年 Gardner 等分期和评分，在 D5 或 D6 时对 3、4、5、6 期囊胚进行评级，如囊胚为 3～6 期囊胚且内细胞团及滋养层评级至少有一项为 A 或 B，就可以冷冻。

14. 冷冻后的胚胎质量会不会下降，会不会影响胚胎着床，会不会降低移植成功率呢

不会。目前胚胎冷冻采用玻璃化冷冻技术，使用高浓度的冷冻保护剂，胚胎在冷冻过程中呈玻璃状固化，避免冰晶形成，操作时间短，对胚胎质量的影响较小。

冷冻胚胎解冻移植时，内膜容受性更好，更有利于胚胎着床，电子科技大学附属成都市妇女儿童中心医院生殖中心数据显示，冷冻胚胎移植成功率略高于新鲜胚胎移植成功率。

15. 冷冻的胚胎能保存多久

根据中华医学会第四届生殖医学委员会建议，冷冻胚胎储存时间为 6 年内，最好不超过 10 年。胚胎虽然冻存于 –196℃液氮中，但仍会发生应激反应，冷冻时间越长对胚胎的质量损害越大，所以建议冷冻胚胎保存最长不超过 10 年。虽然很多中心报道解冻十几年前的胚胎有成功受孕的案例，但是否对子代身体健康有远期影响仍须进一步研究。

16. 移植新鲜胚胎好还是冷冻胚胎好，哪种成功率高

对于移植新鲜胚胎好还是冷冻胚胎好，目前没有确切的定论。新鲜胚胎移植和冷冻胚胎移植各具优势。

新鲜胚胎移植的优点主要包括：

- 新鲜胚胎移植患者可以更早得到孩子。
- 新鲜胚胎移植可以节省胚胎冷冻费用。

冷冻胚胎移植的优势主要包括：

- 时间更灵活，可以根据患者的内膜调节情况、时间来解冻胚胎移植，内膜容受性更好，妊娠率更高。
- 对于卵巢过度刺激综合征（OHSS）高反应人群，冷冻胚胎移植具有安全、妊娠率高的优点。
- 冷冻胚胎移植比新鲜胚胎移植异位妊娠率低。

因此，如果患者内膜和内分泌条件适合新鲜胚胎移植，且患者怀孕后不会产生并发症，就考虑新鲜胚胎移植；如果患者子宫内膜和内分泌条件不适合新鲜胚胎移植，如子宫内膜过薄或过厚、宫腔积液、输卵管积水、孕激素水平过高等，以及 OHSS 高风险人群，均不适合新鲜胚胎移植，则进行全胚冷冻，再选择合适时机解冻胚胎移植。

当然，全胚冷冻也面临一些问题，包括：

- 尽管冷冻胚胎移植的妊娠率较高，但其远期安全性尚未得到完全证实。
- 冷冻胚胎移植延长了患者的治疗周期，增加了患者的费用和复诊次数。
- 全胚冷冻还增加胚胎冻融和保存费用。

综合新鲜胚胎移植和冷冻胚胎移植的优缺点，选择哪种方案应由患者自身的情况来决定，当然临床医生也会结合患者身体状况定制适合的方案。

17. 胚胎质量差是卵子的问题还是精子的问题

胚胎质量的评分主要是通过形态学评估，胚胎质量差与卵子和精子质量均有关系。有研究认为，胚胎在 8 细胞期前，发育所需要的营养物质主要来自卵子，而 8 细胞后，卵子和精子融合形成的遗传物质共同调控胚胎的发育，因此胚胎质量与卵子和精子质量均有关。

目前研究发现胚胎质量差可能存在以下原因：

- 胚胎培养体系和实验室环境异常改变。
- 临床促排卵用药不合理。
- 操作时人为损坏。
- 患者卵子 / 精子或受精卵染色体异常是胚胎质量差的主要原因。此外卵子内线粒体作为卵子能量供给的核心环节，在保证和维持卵子的活力和功能中发挥着至关重要的作用。

18. 什么是异常卵

目前卵子质量的评估主要是通过显微镜观察卵子的外观形态，

包括卵子的大小、形状、透明带、卵周间隙大小、极体、胞质颗粒及折光性等。

正常形态卵为圆球形，直径为120~150μm，透明带厚薄正常，一般为15μm，卵周间隙和极体大小合适，胞质颗粒均匀，折光性适中。

异常卵可出现透明带发黑、大极体、胞质颗粒化及色泽深、胞质存在滑面内质网聚集、卵周间隙大、卵周间隙存在大量碎片、椭圆形卵、透明带过厚或过薄、透明带磨玻璃样等。所谓透明带磨玻璃样，即透明带光泽不正常，呈磨玻璃样，这种透明带一般比较硬，胞质多空泡。约有5%的卵子为具有胞质多空泡或卵细胞形态不规则的异常卵。

19. 卵子和精子都是好的，为什么胚胎总是很差

目前精子质量相关检测指标主要包括精液常规分析、精子形态学、精子DNA碎片率、精浆生化、精子顶体反应等；而卵子质量评估主要通过显微镜观察卵子的外观形态，包括卵子大小、形状、透明带、卵周间隙大小、极体、胞质颗粒、胞浆折光性及纺锤体观察等。由于检测方法有限，更多局限于形态学评估，不能有效检测卵子和精子的功能及遗传物质，卵子与精子的形态学评级好不能代表精卵的质量好，因此，受精后的胚胎质量也可能不佳。

（杜昊轩　王　芳）

第四节　胚胎移植

1. 为什么我的月经量越来越少

"怀个孕有什么难，这不，我一不小心又怀上了，做3次人流了，现在我工作忙，过几年再要吧""怎么从上次人流之后我的月

经开始慢慢变少了?"此时的小 A 拿着 B 超单忧心忡忡地跑来问:"医生,什么是宫腔粘连?""为什么我做了宫腔粘连手术仍然子宫内膜薄?我还能怀孕吗?""以前我很容易就怀孕了,现在我和老公都试了 1 年了还没怀上,愁死了。"最终,小 A 夫妇因为小 A 输卵管造影发现双侧输卵管阻塞而走上了试管婴儿的道路,但试管也并不是一帆风顺,取卵之后,好不容易培育的优质胚胎却因子宫内膜偏薄而放弃了新鲜周期移植,医生告知小 A 只能暂时将"胚胎宝宝"冻存在罐子里,等待医生把宝宝住的房间建造好了之后才能入住,也就是培育良好的子宫内膜以更好地接纳胚胎种植。

　　精子和卵子在体外碰撞出激情的"火花",经过培养形成胚胎之后,胚胎就像一颗种子,我们需要为这颗种子寻找一个"房间",让它可以有温床茁壮成长,"开花结果",长出一个健康的小宝宝。胚胎是种子,子宫内膜就是土壤,激素水平和心情相当于阳光雨露,什么样的子宫内膜,才能留得住胚胎呢?子宫内膜的厚度及其容受性是胚胎植入并获得妊娠的关键条件。

　　试管婴儿周期中子宫内膜厚度与妊娠率呈正相关,对能获得成功妊娠的最低内膜厚度的界定,目前尚无统一观点,临床上认为种植日内膜 >7mm 种植率会明显提高。

　　造成月经量越来越少的原因很多,比如子宫内膜结核、卵巢功能下降、妇科疾病、不健康饮食作息等,但最常见的还是人为因素的损伤,也就是人流次数过多。人工流产术或其他宫腔内操作手术可能造成女性子宫内膜基底层损伤,导致宫腔粘连,案例中的小 A 就是因为曾经的 3 次人工流产可能损伤了子宫内膜基底层,造成了宫腔粘连,月经量越来越少。同时,也因为这样使"土壤"不够肥沃,进而成为现在怀孕的"拦路虎"。

2. 如何建造"宝宝"舒适的房间——准备内膜

　　宫腔是胚胎生长的房间。"娇气"的小生命对这个房间是相当挑剔的，必须同时具备整洁宽敞的"环境"（宫腔形态好）及足够厚的"温床"（子宫内膜厚），胚胎才愿意在里面舒服地成长。"给孩子最好的"是每一个母亲的心声。经历前期系统的检查、辛苦的促排卵治疗后，得到的优质胚胎静静躺在培养皿里等待移植入宫腔，胚胎与妈妈准备第一次亲密接触，开始精彩的生命之旅。那么，为胚胎着床准备好最舒适的子宫环境，准妈妈们需要做些什么呢？

如果怀疑有干扰宫腔内环境，影响宝宝着床的因素，应首先去除。

（1）针对病因治疗：停止使用导致子宫内膜薄的药物。医生会依据具体情况安排宫腔镜检查，宫腔粘连、子宫内膜结核等导致内膜纤维瘢痕化致内膜变薄者，需要进行宫腔镜下有针对性地分离或切开宫腔粘连，恢复宫腔正常形态；如果有子宫内膜息肉、子宫黏膜下肌瘤等"杂物"，需去除杂物，保证房间内有足够的空间培养种子。输卵管与宫腔相连通，如果输卵管内有积水，积水会倒流进入宫腔影响胚胎着床，因此，遇到这种情况医生会建议进一步确诊后结扎输卵管，否则妊娠率是大打折扣的。

（2）新鲜移植周期的内膜准备方法：自然周期情况下，子宫内膜和卵泡发育是同步的，都随卵巢分泌的性激素周期性变化而变化。一般，子宫内膜在月经刚结束时很薄，往往只有 2~5mm。在排卵期，可能随着激素水平的升高，子宫内膜逐渐增厚至 7~10mm，然后增生期逐渐转变为分泌期，子宫内膜继续增厚，并且"土壤"变得松软，此时，子宫内膜和受精卵发育存在着"天然的"、百分百的同步化，目的是接纳胚胎更好地着床。在试管婴儿超促排过程中，随着多个卵泡的生长发育，其分泌的雌激素作用于子宫内膜，子宫内膜同样会随之生长，医生会模仿自然周期卵泡及子宫内膜的生长规律，内分泌激素的变化，取卵后，当"卵子小姐"与"精子先生"在培养皿中成功"牵手"，形成优质胚胎后，医生会根据胚胎的发育天数同步化地将宝宝移植到宫腔里，结束移植过程后，准妈妈只需要 2 周后静待宝宝佳音即可。

（3）冻胚移植周期的内膜准备方法：如同"肥料"一样，胚胎种植前，需要帮助"土壤"生长，以利于胚胎更好地着床。最常见的就是自然周期和人工周期。

1）自然周期：适用于月经规律、排卵正常、方便就医的人群。这种方法依靠自身卵泡生长所分泌的雌激素让内膜生长，而后依靠卵泡排掉之后形成黄体分泌孕激素让内膜转化。这种方法用药少，尤其是激素类药物，因药物引起的各种副作用也相应减少，整个过程贴合患者生理周期。但取消率偏高，若卵泡生长欠佳或排卵异常，都会取消周期。

2）人工周期：适用于月经不规律、就医不便的人群。整个准备过程完全人工化，从月经期开始口服雌激素类药物（10~14 天），当内膜生长到合适厚度时来院添加孕激素类药物转换内膜（3~5 天）。

还有一类属于人工周期的一种特殊情况，适用于糖原抗体CA125 增高、子宫内膜异位症或用以上两种内膜准备方法反复取消或妊娠失败患者，月经期肌内注射长效促性腺激素释放激素激动剂（GnRH-a），通过降低外周促性腺激素释放激素（GnRH）受体敏感性产生直接性腺抑制作用，从而达到对子宫内膜异位症的治疗，提高子宫内膜容受性，提高妊娠率。1 个月后复诊，若疗效满意则开始口服雌激素类药物，若内膜生长达标则开始进行黄体转化。人工周期优点在于取消率低，医生可根据患者需要在一定范围内把控移植时间，但服药较多，相应用药副作用增加。

关于如何建造宝宝"房间"的方案，没有哪个更好的说法，医生会根据个体情况进行综合考量，制定适合的方案，移植过程遵医嘱即可。

3. 胚胎是怎么发育的呢

读到这里，相信很多朋友都知道了试管婴儿是怎么回事了。简单来说，试管婴儿过程就是把女性卵子和男性精子取出来，让它们在体外受精培养形成胚胎，几天后再植入女性的子宫内。在这个过程中，胚胎实验室就是卵子受精培养的场所，是试管婴儿技术的核心地带，因此也被称为"生命工厂"。你是不是感到好奇，在这个神秘的"生命工厂"里，医生都对胚胎做了些什么？胚胎是如何发育的？以下带大家一起来看看胚胎在实验室里是如何"炼成"的。

（1）胚胎培养的第 1 天：过夜后早上观察卵子是否受精（是否有两个原核）。

（2）胚胎培养的第 2 天：观察受精卵是否分裂，是几细胞（4 细胞最好），是否有碎片（没有碎片好），是否对称（对称好）。

（3）胚胎培养的第 3 天：观察是几细胞（7~9 细胞最好），是否有碎片和是否对称。好的胚胎应该是分裂了 3 次的 8 细胞。如果培养 3 天后，胚胎质量好、数量多需要养囊，则需要移到新鲜配制的胚胎培养液里继续培养。

（4）胚胎培养的第 4 天：胚胎发育到桑椹胚阶段。

（5）胚胎培养的第 5 天：胚胎发育到囊胚阶段。这时候，好的胚胎应该分裂了 6 次以上并形成囊胚。如果培养到囊胚阶段的胚胎多，移植后剩余的胚胎可以冻存起来。

作为备孕夫妇的您，胚胎培养的过程并不需要操心，这些是由胚胎学家在实验室里完成的，您只需要按照医生的要求，在取卵手术后的第三天或第五天去进行移植手术，或进行人工周期内膜准备后，将"宝宝"放回准妈妈子宫里即可。

4. "宝宝"是怎样来到我肚子里的

对于试管婴儿，最开始人们误以为是在试管中诞生，后来了解到试管婴儿是在实验室培养，然后移植到母亲子宫内。经过十月分娩，与自然孕育的宝宝是一样的，很多人会问，试管婴儿宝宝是怎样来到我肚子里的呢？

如果说前期的检查、确定方案、药物促排卵等临床准备都是为了提供更好的"原材料"，那么进入实验室阶段就是进入到原材料加工的环节。当精子和卵子采集以后，在实验室里被共同培育在一个个小小的培养皿中，培养皿里是模拟输卵管环境的培养液，含有精子和卵子发育需要的各种营养成分，精子和卵子将在培养皿中结合受精，后续发育形成胚胎。也就是说胚胎宝宝在移植到宫腔之前，都是生长在这一个个充满培养液的培养皿里，然后被放进妈妈的子宫。

那么胚胎移植也就是宝宝到底是经过什么过程来到妈妈的肚子

里呢？

Step1 留尿充盈膀胱：胚胎移植，竟然从憋"尿尿"开始。充盈的膀胱对腹部 B 超引导导管和胚胎移植有重要的作用。在体内膀胱与子宫是邻居，B 超下充盈尿液的膀胱是个黑色的无回声区，在膀胱的衬托下子宫就会看得更加清楚。所以，胚胎移植前，医务人员会提醒患者，憋尿！

Step2 手术前准备：进入移植室，躺在手术床上，医生会再次核对夫妻双方的名字。在无菌的移植环境中，医生和护士会提醒患者不要太紧张，整个过程无痛，并且很快就完成。

Step3 置入移植外导管：医生用 B 超探头在腹部探查膀胱和子宫的位置。然后，用窥阴器暴露宫颈，用浸透了营养液的棉签清除宫颈管里的黏液，以防胚胎被这些黏液粘住。调整好 B 超探头的位置，显示最佳的宫腔线纵切面。手术开始了，医生盯着 B 超显示器，将无菌移植外导管轻轻置于宫颈管内口，这时候，再次核对夫妻双方的名字，以及移植的胚胎类型及数目。

Step4 移植内管装载胚胎：胚胎学家在显微镜下将宝宝温柔地吸进胚胎移植内管中，并将含着宝宝的移植内管递给医生。

Step5 移植胚胎宝宝：医生小心谨慎地把移植内管置入已放好的外导管内，B 超下清晰可见导管进入子宫腔内膜最厚的部位，因为胚胎学家在装载胚胎时，在培养液两端留下了少量的空气，所以在 B 超屏幕上会见到白色的反光点，以此来跟踪导管和胚胎的位置。然后，推进注射器，将胚胎宝宝推进患者的子宫腔里，此时从 B 超上可以看见"小白点"从导管里滑入宫腔里。医生退出空导管，交给胚胎学家。

为确保万无一失，胚胎学家需要在显微镜下进一步仔细观察。确认"宝宝"真正进入了宫腔，而没有被残留在移植内管中，如果"一切顺利"胚胎学家会给移植医生一个提示，此时移植才算结束。最后静待宝宝在子宫里"生根发芽"即可。

5. 移植后需要卧床休息多久

胚胎移植后，很多准妈妈对于"怎么睡"的问题很纠结，网上流传"平卧半个月""不要下床活动""多躺少活动"，这样一传十，十传百，更容易"以讹传讹"。移植是辅助生殖技术中非常关键的一个环节，需轻柔和小心谨慎地完成。其中胚胎移植后的卧床休息一直被认为是必不可少的。那移植后真的需要像网上说的那样长时间卧床休息吗？答案是否定的！

其实，移植后不需要卧床休息，移植术后在医院休息15分钟左右就可以回家了。但移植后应避免重体力劳动。国内外的生殖医学专家对此都做过研究，认为试管婴儿成功与否，与移植技术、子宫内膜的容受性、胚胎的质量有关，而与移植后是否卧床无相关性。因此，美国生殖医学会于2017年发布的胚胎移植标准操作流程对于移植后需不需要卧床有明确的描述：患者从移植床上起来，立即离开手术室，不需要任何时长的卧床休息。长时间卧床休息会导致腰酸背痛，容易引起直立性低血压等不适，身体敏感的女性会精神高度紧张，引起子宫收缩，影响胚胎着床。另外长时间卧床不活动还可能导致便秘，加之移植后会常规使用黄体酮等孕激素来补充黄体功能，孕激素可使肠道运动减弱，从而加重便秘。

6. 移植后排尿时胚胎宝宝会被排出来吗

很多患者移植后做什么都小心翼翼，都不敢上厕所，生怕一个不小心，胚胎会随着排尿动作流出来，那么，胚胎真的会掉下来吗？大家来了解一下移植过程和胚胎在子宫里的运动轨迹就清楚了。

胚胎移植时，医生会使用连着注射器的导管将营养液中的胚胎吸起，再将导管通过子宫颈将胚胎放置在距离子宫底部1~1.5cm的宫腔内厚厚柔软的内膜里。移植术后的3~7天，胚胎会在宫腔内找到适合自己种植的"土壤"完成着床。再加上胚胎有黏附的作用，直接黏附到宫腔里的内膜上，而且胚胎移植到宫腔内就会自己再发育，发育成晚期囊胚之后，配合子宫内膜同步发育，因此不会轻易地掉出来。无论是平躺还是站立，都不会影响胚胎的运动轨迹。

正常情况下宫颈口是闭合的，并且时常有黏液栓封堵，只要子宫颈不扩张，宫腔就与外界隔离。此外，尿道和阴道是完全不同的通道,小便时尿液由尿道流出,不会影响胚胎。因此,完全不用担忧移植后排尿时胚胎会一起流出。

7. 胚胎移植后饮食等生活方面需要注意什么

移植后,准妈妈的休息时间变多、活动减少、心理压力增大,所以经常会出现肠蠕动缓慢、食欲下降、消化不良等现象。还有人听说吃苹果就怀不上,也有人说吃香蕉就不着床,众说纷纭到底该信谁呢?绝大部分采用辅助生殖助孕者都是健康人! 她们除了生育困难外,其他方面都是正常的。所以不要将简单的事情变得复杂,大量的进补并不提倡。

胚胎移植后饮食应注意:清淡易消化,避免辛辣、刺激性强以及生冷的食物。

(1)适量的蔬菜水果,保障一定纤维素的摄入:胚胎移植后,患者往往需要适当休息、减少活动量,同时会使用孕激素类药物进行保胎治疗,在多方面因素的共同作用下,肠道的蠕动功能受到影响,继而发生便秘。胚胎移植后便秘引起的腹内压增高会刺激子宫引起子宫收缩,继而影响胚胎的着床和继续发育。水果和蔬菜中含有大量纤维素,可刺激肠道蠕动,促进大便形成。

推荐用量:青菜 300~500g,水果若干。

(2)优质蛋白质,让身体元气满满:蛋白质在胚胎移植后的食谱中占有非常重要的地位,特别是对于卵巢过度刺激综合征(OHSS)发生风险高的患者,足够的蛋白质摄入可降低 OHSS 发生率,减少胸腔积液和腹腔积液的产生。同时,蛋白质是人体三大能量物质之一,增加蛋白质的摄入有利于增强体质,保障机体营养,提高机体免疫力。"量"必不可少,"质"同样重要。

什么是优质蛋白质? 优质蛋白质是指蛋白质中的氨基酸模式接近人体蛋白质的氨基酸模式,这种蛋白质容易被人体吸收利用。

哪些食物含有优质蛋白质? 肉类(鸡肉、鸭肉、鱼肉等瘦肉)、蛋类、豆类及奶类都含有大量优质蛋白质。

移植后需要吃蛋白粉吗? 如果能够从食物中获得足够的蛋白

质，同时没有辅助生殖并发症（如 OHSS）发生的情况下，一般不需要刻意服用蛋白粉，大量蛋白粉的摄入反而容易导致便秘。

推荐用量：每天一杯豆浆，一杯牛奶，两个鸡蛋，二三两肉（OHSS 高风险的患者可适当增加摄入量），健康和营养都保证啦！

（3）注意饮食卫生：应注意饮食卫生，避免发生腹泻；过敏体质者要远离过敏原，尽量不要食用一些以前未曾尝试过的食物，避免发生过敏。同样，可能会刺激胃肠道的食物比如冰淇淋、生鱼片等也建议尽可能少食用。

（4）少食多餐：移植后，由于患者静多动少，进食较精细，心情焦虑，睡眠欠佳，多有饱胀感，进食应该少食多餐，保证足够营养摄入的同时，让自己吃得舒服。

最后，移植之后顺其自然，放松心情，缓解压力对胚胎的着床才最有好处。

8. 其他常见的移植周期的疑惑

在试管周期里，女性经历了一系列前期检查准备、进周、促排取卵、精卵结合、胚胎培育等等环节之后，才会迎来期待已久的胚胎移植环节，当经过层层筛选的优质胚胎被稳妥地移植到宫腔内，准妈妈的心情无疑是欣喜和期待的，但在期待之余，许多人又会开始新一轮的忐忑、担心与纠结。

（1）移植后阴道出血是什么原因？出血就意味着流产或移植失败吗？先不要着急自己下定论，知道原因很重要。

1）移植一周内出血：首先，移植手术是无创手术，如果有宫颈糜烂的情况，在消毒、放置窥器的时候，器械碰到糜烂面，会导致少量出血。一般颜色淡，点滴状，或白带中加血丝，此时，不必太紧张，几天后便会自行停止。如果出血量大，且时间超过一周，则需门诊就医治疗。

2）移植第 7~14 天出血：移植第 7~8 天，胚胎着床，植入子宫内膜，此时内膜血供丰富，会出现少量着床期出血，往往持续时间不长，无须太过担心。当然这其中也有部分情况是因为没有怀孕而出血，这时切勿私自停药，要到医院检查明确情况。

3)移植第 14~28 天出血:移植第 14 天抽血,明确怀孕后,如有出血,医生会找原因,根据情况予以治疗,部分患者可血止。若此阶段持续性出血,伴随一侧或两侧小腹剧烈疼痛,应及时就医,谨防异位妊娠的发生。

4)移植后第 28~60 天出血:移植第 28 天后,B 超确定宫内妊娠,此时出血可能是滋养细胞的浅着床增加了宫腔积血的发生率,或是黄体功能不足,需尽量卧床休息,保持平和冷静的心态,继续进行保胎治疗,大部分患者可继续妊娠。但部分患者会发生胎停,可能由于胚胎原因所致,即优胜劣汰的选择。

(2)明明移植的是优质胚胎,怎么还是失败了? 胚胎进入子宫后,没着床,也就是说胚胎没有种植到子宫内膜。那么,种植的必要条件是什么?

1)首先要有种子,也就是好的胚胎。胚胎的来源是精子和卵子,精卵结合之后形成胚胎。那如何评价胚胎呢? 目前国际医学上对胚胎的评价方法其实是有缺陷的,因为该评价方法只观察胚胎的外观,就像我们看人一样,外貌长相很漂亮,但身体条件好不好,健不健康,有没有家族遗传病,这些只看外观是看不出来的。有的胚胎细胞很匀称,碎片不多,从这方面看,可能是个好的,但胚胎里染色体基因没有进一步检查,因此一个 8 细胞 2 级的胚胎,也不一定是好的。

胚胎染色体非整倍体是胚胎种植失败的原因之一,对于高龄、反复种植失败、反复自然流产患者,其中特别是有至少一次胚停后绒毛染色体异常的患者,可以考虑进行胚胎植入前遗传学筛查,筛选出染色体正常的胚胎进行移植。

2)其次要有土壤,土壤就是子宫内膜。对于子宫内膜,目前可以观察到内膜的外观、厚度,彩超下看血流,但内膜里面结构变化、免疫因子、炎症因子等是看不清楚的。

3)再次种子和土壤要有合适的时间——同步,子宫内膜需要有一个适宜的结构改变能让胚胎正好进去,如果这两个时间正合适就会着床,如果时间不合适,比如胚胎先发育两天,内膜迟发育两天,那可能种植进去就不太合适。

以上就是胚胎种植的过程,这中间是看不见摸不着的,到底是什么问题导致不着床,也检查不出来。

(邹　姮)

第五节　第三方辅助生殖

1. 无精症,可以通过试管婴儿实现生育吗

小 B 与老婆结婚 5 年,备孕也有 3 年了,可是老婆的肚子一直没有动静,为此小 B 和老婆很苦恼。于是小 B 到医院来做精液检查,发现自己竟然没有精子,拿到报告的时候内心久久不能平静,他无法接受自己没有精子的事实。医生告诉他,不要担心,现在只是排出的精液中没有精子,还可以通过其他途径寻找精子,如果能够通过其他途径找到精子,仍然有通过试管获得后代的机会。听了医生的话,小 B 打算继续找到精子后通过试管助孕。

确诊无精子症的患者仍然有机会通过试管婴儿实现生育。通常所说的无精子症是指在排出体外的精液中没有精子,需要完善三次精液常规检查且每次检查间隔时间至少三周,同时排精后的尿液中也无法寻找到精子才能诊断无精子症。

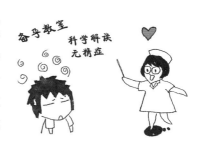

根据输精管道是否通畅将无精子症分为梗阻性无精子症和非梗阻性无精子症。

梗阻性无精子症的原因:①先天性畸形:输精管畸形或缺如、附睾畸形、精囊缺如或发育不良、射精管先天性梗阻;②炎症:非特异

性炎症(如附睾、输精管、精阜和前列腺等部位发生的急慢性炎症)、特异性炎症(生殖系统结核病变导致)、肿瘤、外伤或医源性损伤(输精管结扎、腹股沟手术等);③其他原因:如精索扭转、睾丸扭转、附睾扭转等。

非梗阻性无精子症的原因:①特发性因素:临床上大约 50% 非梗阻性患者无法找到明确的原因;②遗传因素:包括染色体异常,如克氏综合征(染色体核型为 47,XXY)、Y 染色体微缺失等;③隐睾:睾丸没有下降至阴囊导致隐睾发生,隐睾可位于腹腔、腹股沟管、阴囊上方,隐睾位置越高,睾丸功能越差;④睾丸扭转:睾丸扭转会使睾丸坏死萎缩导致无精子症;⑤睾丸炎:腮腺炎愈后继发睾丸炎或其他原因引起的睾丸炎症都可以导致睾丸生精功能丧失;⑥药物、毒素、射线:长期接触有毒有害物质及部分化疗药物、射线都会导致睾丸生精功能下降甚至丧失;⑦低促性腺激素性性腺功能减退:由于下丘脑或垂体病变导致的促性腺激素分泌不足导致的无精子症,是唯一一种可以通过药物治愈的无精子症。

部分梗阻性无精子症可以通过显微外科技术吻合、复通阻塞的管道实现自行排精,部分梗阻时间较长、梗阻位置特殊的患者可能无法复通,只能通过睾丸穿刺、附睾穿刺甚至显微取精的方式获得精子。非梗阻性无精子症患者睾丸穿刺取精效果往往不理想,通常需要显微取精来寻找精子。无论通过哪种方式获取精子,都可以通过试管的方式帮助患者生育后代。

2. 先天性无精子症男性的后代也会为无精子症吗

小 B 于医院检查发现其染色体核型竟然是 47,XXY,精液检查报告为未见精子。小 B 问医生:"我还有机会获得自己的后代吗? 我的后代若为男性,是不是也是无精子症?"医生告诉小 B:"根据你的情况,若能够寻找到精子,可以采用三代试管的助孕方式,选择正常胚胎进行移植,从而有效防止后代无精子症的发生。"

先天性无精子症大部分是由于染色体异常或某些基因缺陷所致，有些原因可以被目前的技术手段发现，有些还无法通过现有技术手段诊断。表现为先天性无精子症的常见遗传性疾病有：克氏综合征（染色体核型为 47, XXY）、Y 染色体微缺失、*CFTR* 基因缺失或重复、染色体异位等。

由于基因或染色体的原因，大部分先天性无精子症患者排出的精液中没有精子，但其中一部分患者可以通过睾丸穿刺的方式找到精子。睾丸穿刺无法寻找到精子或找到精子的概率较低时可以选择显微取精，即在显微镜下将睾丸完整打开，仔细寻找里面可能存在的生精点，并将可能存在生精点的睾丸组织取出进一步寻找精子。

睾丸穿刺或显微取精方式获得的精子可以通过第二代试管婴儿技术来获得后代。但无精子症男性的后代若为男性，则有部分可能表现出和前一代同样的症状——无精子症。这种情况可以通过第三代试管婴儿技术加以规避，即通过第二代试管婴儿技术获得可以利用的胚胎后，取胚胎的部分细胞进行遗传学检测，选择不携带致病基因或染色体正常的胚胎进行移植（因遗传原因也可对胚胎进行性别选择），从而避免子代发生先天性无精子症。

（孙成光）

3. 第三方辅助生殖的伦理与法律问题

随着社会、经济、环境的快速变化，生育年龄普遍推迟；再婚、各种原因丧失子女人群增加，2016 年 1 月 1 日起，二孩政策全面开放，有生育要求的高龄夫妇群体相应增加，不孕不育比例也逐年增加，这类人群可能因各种原因无法有卵子或精子，如卵巢早衰、无精子症、遗传性疾病等，导致生育能力丧失。供卵 / 供精辅助生殖助孕需求逐步上升，辅助生殖技术（ART）成为不孕症患者的主要治疗方法，而供卵 / 供精技术是由第三方参与的辅助生殖技术，也是体外受精 - 胚胎移植（IVF-ET）的衍生技术。

由于 ART 不仅涉及不孕不育夫妇的利益，尚有家庭、后代及社会问题，因此伴随着供精、供卵等新 ART 衍生技术的实施，相关伦理问题日益突出，ART 的应用与发展面临新的挑战。

（1）供卵：供卵 IVF-ET 技术，是指女方由于卵巢衰竭或其他遗传疾病等原因不能获得或使用自身卵子的情况下，借助辅助生殖技术，从第三方卵子捐赠者处获取卵子，与丈夫精子在体外受精，形成胚胎后移植回女方宫腔内的过程。

遵照卫科教发〔2003〕176 号文件和卫科教发〔2006〕44 号文件"赠卵者仅限于接受人类辅助生殖治疗周期中取卵的妇女"，在获卵数达到 15 枚自用前提下，超出的卵子可建议捐赠。在我国，除上述条件的妇女可自愿捐赠卵子，其他情况的捐卵行为是法律明令禁止的医疗行为，是不允许的。受卵者胚胎移植时年龄不应超过 52 岁，且助孕前需进行身体和心理健康的评估。

我国《卫生部关于修订人类辅助生殖技术与人类精子库相关技术规范、基本标准和伦理原则的通知》（卫科教发〔2003〕176 号）和《卫生部关于印发人类辅助生殖技术与人类精子库校验实施细则的通知》中明确规定接受卵子赠送的适应证包括：①丧失产生卵子的能力（各种原因导致的卵巢早衰）；②女方是严重的遗传性疾病携带者或患者；③具有明显的影响卵子数量和质量的因素。

2009 年国际妇产联盟（International Federation of Gynecology and Obstetrics，FIGO）人类生殖健康伦理委员会建议：配子捐献者应接受相关疾病的检查并充分知情同意；捐献是无偿的，应防止商业化；应由国家专业机构监管；应用赠送的配子延长妇女自然生育年龄时，必须考虑高龄对个体带来的风险和对子代的潜在影响。中国《卫生法则》规定：赠卵是人道主义行为，禁止任何组织和个人以任何形式募集供卵者进行商业化供卵行为；允许无偿捐赠配子；赠卵者必须行健康检查，配子或赠卵形成的胚胎冻存 6 个月，供者再次检疫 HIV 合格后方可使用；不允许亲属间或未实施 ART 女性捐卵，捐卵仅限于接受体外受精（IVF）治疗周期妇女，要求每周期获取成熟卵子 20 枚以上，在保留 15 枚的基础上方可进行捐卵；赠卵者应完全知情并签署知情同意书；每位赠卵者最多使 5 名妇女妊娠。

（2）供精：面对全球范围内男性生育力下降，男性不育症发病率上升；中老年男性生育力下降；特别是肿瘤发病率增加、呈现年轻化趋势，男性弱精、少精、无精比例增高，出现不育症患者越来越多，需要辅助生殖助孕的男性比例增加。

供精辅助生殖助孕与传统辅助生殖助孕不同，传统辅助生殖助孕是用夫精，而供精辅助生殖助孕用的是国家精子库的精子。

目前的供精现状：在我国，法律允许在正规医疗机构提供供精辅助助孕，供精来自国家人类精子库。目前在中国使用供精者的指征为：不可逆的无精子症（睾丸或附睾穿刺无精子），严重的少精症、弱精症和畸精症，输精管复通失败，射精障碍，上述情况拒绝行卵胞浆内单精子注射（ICSI）者；男方和/或家族有不宜生育的严重遗传性疾病；母儿血型不合不能得到存活新生儿。供精者应是完全自愿捐献精液，并有权知道其精液的用途及限制捐献精液次数的必要性（防止后代血亲通婚），并签署书面知情同意书。同一供精者最多使5名妇女受孕。

现实生活中，还存在一些特殊情况。

1）男性HIV感染者：中国法规暂未限制HIV感染者的自行生育权，但HIV感染者生育具有感染子代的风险；即便患者符合供精指征，考虑HIV感染者子代孤儿带来的更深层次社会问题，因此严重性传播性疾病是助孕禁忌证。

2）梅毒合并不孕者：首先必须具备供精指征，但助孕前须经过专科正规驱梅治疗，并告知可能的传播风险；且需专科认可妊娠；同时胚胎室开启专用培养箱与液氮罐。

3）特殊疾病包括癌症、器官移植后等：首先癌症患者仍有生育权，有选择为人父母的权利，任何人都无法剥夺。研究报道，癌症放化疗2年后生育未增加子代的出生缺陷，因此关于癌症放化疗对配子损伤风险尚不确定，若选择供精助孕需评估子代生存环境，告知对子代的抚养义务等。

（3）供精/供卵生育的后代有权知道亲生父母亲吗：接受供精或供卵辅助生殖助孕出生的孩子，如果只是单方的供精或供卵，涉及孩子的第三个"亲人"，血缘的匿名父亲或母亲；如果是接受捐供胚胎的夫妇，则涉及第四方的父母关系，因为胚胎的血缘父母和孕育的合法父母共有四人，伦理关系复杂。在我国原卫生部颁布的关于实施辅助生殖技术的新规定中禁止胚胎捐供。

从法律的角度来说，捐献配子（精子或卵子）的供者不是孩子的合法父母，不需要承担孩子的抚养义务和责任；孩子也不需要对他们尽赡养义务。目前在我国关于配子捐供的法规还是强调双盲的原则。2003年卫生部出台的《人类辅助生殖技术规范》中明确指出"除司法机关出具公函或相关当事人具有充分理由同意查阅外，其他任何单位和个人一律谢绝查阅供受精者双方的档案；确因工作需要及其他特殊原因（如患病需要找匹配的骨髓）必须查阅档案时，则必须经授精机构负责人批准，并隐去供受者双方的社会身份资料"。相关的制度和法规是严谨的，但又是人道和通融的，对确因需要的情况，捐供的后代仍然有机会获知自己的生父或生母。

综上所述，ART的开展始终应遵循以下伦理原则：①有利于供受者的原则；②知情同意和知情选择的原则；③保护后代的原则；④保证社会公益性的原则；⑤保密和保护隐私的原则；⑥严防商业化的原则；⑦伦理监督和导向的原则，同时保护被批准实施ART的医疗机构和医护人员合法权利与义务。同时，在实施配子捐赠时，严格依据指征界定原则：以尊重、有利/不伤害和公平为基础；考虑配子捐赠者的权益；重视配子质量；尊重亲代生育权；评估受者疾病严重程度，必要时专科会诊；权衡配子缺乏和受损伤程度（指征）；考虑子代的健康权益；考虑子代的抚养环境（经济、心理、社会）；特殊病例和情况寻求伦理委员会帮助，个案讨论。

（张觇宇　张　红）

第六章　胚胎移植后,我需要做什么

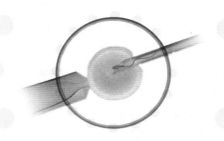

第一节　常规胚胎移植后用药

"终于怀上了"，看着验孕棒上的两条杠，小 A 的心里真是既兴奋又紧张。结婚多年，小 A 一直苦于无子而与老公四处奔波寻医问药，经过不懈努力终于梦想成真，这次移植终于怀上了。自从知道宝宝开始住进了自己的子宫，长时间的努力即将收获果实，小 A 难以平静期待的心情。然而，此时小 A 又犯愁了，这得之不易的珍贵宝宝，要如何才能确保万无一失，移植后是否需要使用保胎药，又有哪些药物可以使用呢？

正常的黄体功能是维持妊娠所必需的，而黄体功能不足与不孕、流产等密切相关。体外受精 - 胚胎移植（IVF-ET）助孕后先兆流产、先兆早产常涉及黄体支持治疗。研究证实，在 IVF-ET 黄体早期进行黄体支持可以改善妊娠结局，而孕激素是临床用于黄体支持治疗的主要药物，给药途径主要包括口服给药、肌内注射及阴道用药等。不同治疗周期的患者孕激素给药方式不同。

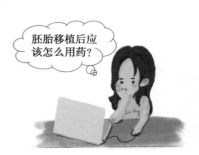

1. 新鲜移植周期

在新鲜移植周期中，补充孕激素最佳的开始时间为取卵当日至取卵后 3 天内，给药方式：①口服黄体酮：口服地屈孕酮 30mg/d 或微粒化黄体酮胶囊 200~300mg/d；②阴道用黄体酮：黄体酮阴道缓释凝胶 90mg/d 或微粒化黄体酮胶囊 600mg/d；③肌内注射黄体酮：20mg/d。不同给药方式的孕激素补充在新鲜移植周期黄体支持中的有效性差异不明显，可以结合患者偏好及成本进行选择。

2. 冻胚移植周期

（1）自然周期冻融胚胎移植：使用孕激素进行黄体支持可有效改善自然周期冻融胚胎移植患者的临床结局，但目前缺乏关于黄体支持开始时间的相关研究，《孕激素维持妊娠与黄体支持临床实践指南》建议人绒毛膜促性腺激素（HCG）诱发排卵或自然排卵的患者，在排卵后 3 天内开始使用孕激素，使用方式参考新鲜周期黄体支持方案。

（2）激素替代 - 冻胚移植周期：激素替代 - 冻胚移植周期可能出现自身黄体功能的缺失，而内膜转化、胚胎着床和早期妊娠的维持完全依赖外源性孕激素的补充，因此黄体支持对于激素替代 - 冻胚移植周期非常重要。建议激素替代 - 冻胚移植周期患者从移植前 3~5 天（卵裂期胚胎）或 5~7 天（囊胚）开始使用孕激素。

除孕激素外，移植后常规使用的还有复合维生素，部分医院常规使用阿司匹林、醋酸泼尼松，对妊娠结局也有促进作用：

● 复合维生素：从妊娠早期开始补充复合维生素能显著降低不良妊娠结局发生的风险，建议常规补充至生产。微量元素及维生素对妊娠女性的身体健康及胎儿智力、体格发育都有重要意义。

● 阿司匹林：阿司匹林为乙酰水杨酸类药物，可预防微血栓的形成，有效改善子宫内膜局部的血液循环，从而有利于胚胎着床。

● 醋酸泼尼松：醋酸泼尼松为肾上腺皮质激素类药物，临床多用于过敏性疾病、自身免疫相关疾病的治疗。在胚胎移植患者中，醋酸泼尼松的主要作用为利于胚胎着床及促进胎儿生长。

（杨 菁　丁锦丽）

第二节　特殊情况保胎用药

1. 孕期使用低分子肝素安全吗

> 看着验孕棒上的两条杠，小 A 的心里悲喜交加。小 A 检查出患有狼疮性肾炎十年了，期间一直规律服用免疫抑制剂。结婚后一直想和老公有个爱情的结晶，但怀孕 - 胎停 - 清宫，小 A 经历了三轮，这让再次怀孕的她心里既高兴又害怕。最近，"保胎神药"掀起新的浪潮，在孕妈圈里，低分子肝素、环孢素等几乎无人不知、无人不晓。但孕期使用低分子肝素安全吗？妊娠期使用哪些免疫抑制剂是安全的呢？小 A 心里有诸多担忧！

（1）低分子肝素：低分子肝素是由普通肝素通过化学方法产生的葡糖胺聚糖，其药理作用是通过与血管里的抗凝血酶结合，抑制凝血因子的活性，从而快速抑制血栓形成。

（2）低分子肝素的功效：低分子肝素对妊娠滋养细胞的分化、侵袭具有促进作用，还具有抗凝、抗血栓、抗炎和免疫调节的功能，从而具有改善血液高凝状态、降低血液黏滞度、降低子宫动脉血流阻力、增加子宫血流量等效果，对胚胎发育和胎儿生长有促进作用，因此在生殖领域主要用于复发性流产、反复种植失败、反复生化妊娠的患者。

（3）低分子肝素使用注意事项：低分子肝素应严格遵照医嘱使用。用药过程中注意观察有无鼻衄、牙龈及皮肤黏膜出血等情况。建议首次注射在医院专业人士指导下进行。使用低分子肝素前后必须查肝功能，而且在用药过程中每 4 周复查 D-二聚体、凝血功能、肝功能及血常规。

（4）孕期使用低分子肝素的安全性：治疗剂量的低分子肝素对母

体和胎儿都是安全的。低分子肝素常见的不良反应包括:出血、过敏、转氨酶升高、注射部位皮下淤血、瘀斑、瘙痒等,但多数症状较轻,不影响治疗。由于低分子肝素不能通过胎盘屏障,故不会增加胎儿出血事件的发生。

2. 妊娠期使用哪些免疫抑制剂是安全的

妊娠期可以安全使用的免疫抑制剂包括小剂量不含氟的糖皮质激素、羟氯喹、柳氮磺吡啶、硫唑嘌呤、环孢素等,慎用的药物包括环磷酰胺、非甾体抗炎药等。

(1)糖皮质激素:妊娠期可以使用泼尼松或泼尼松龙,但不应使用地塞米松(地塞米松可通过胎盘,影响胎儿发育)。还应注意的是,大剂量应用糖皮质激素可能诱发胎膜早破、妊娠糖尿病、妊娠高血压等并发症。用药期间需监测血压、血糖,注意防治骨质疏松。

(2)羟氯喹:是喹啉类的一种抗疟药,具有较强的免疫抑制及抗炎功能,同时不会损伤人体对抗外来病毒的免疫反应,是安全性极高的药物,在备孕期、妊娠期全程、哺乳期均可使用。

(3)环孢素:环孢素是真菌中提取兼有抗有丝分裂和抗炎效应的强力免疫抑制药,对母 - 胎界面具有双重调节作用,可抑制母体免疫细胞过度激活,诱导免疫耐受,同时对滋养细胞生物学功能具有促进作用,从而有利于妊娠维持。妊娠期可使用药物最低有效剂量进行治疗。

(4)硫唑嘌呤:为细胞毒性免疫抑制药,在体内可迅速转化成6- 巯基嘌呤,经多种途径转化为巯基嘌呤核苷酸发挥抗炎及免疫抑制作用,浓度过高时出现骨髓抑制。如因病情需要,权衡利弊后可在孕期使用硫唑嘌呤,但用量应小于 $2mg/(kg \cdot d)$。

(5)环磷酰胺:环磷酰胺不应在妊娠期使用,应至少停药满 3 个月才能开始备孕。

(6)生物制剂:目前有限的观察性研究结果表明,肿瘤坏死因子抑制剂(如英夫利昔单抗、阿达木单抗等)虽可通过胎盘屏障,但在妊娠期使用未观察到明显的致畸事件。

(7)非甾体抗炎药:妊娠前 3 个月使用非甾体抗炎药可能增加胎

儿畸形的风险,妊娠 20 周后使用非甾体抗炎药可能导致胎儿肾功能不全,妊娠 32 周后使用可能发生胎儿动脉导管早闭,风险增高达到 15 倍,因此,必须禁止使用。

妊娠期药物的使用是医生和患者共同关注的问题,现有资料虽然显示多数免疫抑制药临床安全有效,但用药仍应谨慎,此外持续的风险监测有助于改善妊娠结局。

（杨 菁 丁锦丽）

第三节 临床妊娠

怀孕的征兆因人而异,妊娠的确认越早越有益,因此备孕阶段的女性若出现以下症状应尽快就诊。

（1）停经:月经周期规律的备孕女性,若没有受到强烈的精神刺激或外界环境改变等因素,出现月经来潮逾期一周,即有妊娠的可能。另有部分女性会出现少量出血的情况,从点滴状到类似月经的出血量甚至更多。患者个人常常难以区分月经来潮与先兆流产出血的区别,因此最好去妇产科检查确诊。

（2）早孕反应:妊娠早期还会因个人体质不同出现一些自觉症状,如头晕、嗜睡、厌食、恶心、晨起呕吐等症状,即早孕反应。

（3）乳房变化:自觉乳房有胀痛感,体检可发现乳房逐渐增大、乳头增大,乳晕颜色加深,乳晕周围出现深褐色结节。

（4）尿频:增大的子宫压迫膀胱,可能导致尿频,而当增大的子宫超出骨盆时,尿频症状会消失。

科学的产前检查在保证孕妇安全的前提下,可以很大程度上规避产妇面临的妊娠期、临产及产后风险。那么,科学的产前检查应该怎么进行呢?

- 孕 6~8 周:行阴道彩超确认宫内妊娠及胚胎发育情况;完善

血常规、甲状腺功能等检查。

- 孕 11~13^{+6} 周:彩超检测颈项透明度,结合血清学指标,进行早期唐氏筛查。
- 孕 17 周:孕中期唐氏筛查、产科营养指导。
- 孕 20~22 周:彩超排除胎儿畸形(大排畸),听胎心,测血压、体重、宫高、腹围。
- 孕 24~28 周:糖耐量测试,检查胎位,听胎心,测血压、体重、宫高、腹围。
- 孕 28~30 周:彩超排除胎儿畸形(小排畸),听胎心,测血压、体重、宫高、腹围。
- 孕 30~32 周:查胎位,计胎动,复查血、尿常规,测血压、体重、宫高、腹围。
- 孕 32~34 周:查胎位,计胎动,胎心监护,测血压、体重、宫高、腹围。
- 孕 34~36 周:查胎位,计胎动,胎心监护,测血压、体重、宫高、腹围。
- 孕 37 周:查胎位,计胎动,胎心监护,心电图,测血压、体重、宫高、腹围。
- 孕 38 周:查胎位,计胎动,胎心监护,彩超评估胎盘及羊水,测血压、体重、宫高、腹围。
- 孕 39~40 周:查胎位,计胎动,胎心监护,复查血、尿常规及凝血功能,测血压、体重、宫高、腹围。

除了产检周期以外,孕妇及其家庭会格外关注孕期的生活方式,以下进行简单介绍。

(1)孕期饮食指导:孕期饮食强调低糖、低盐和低油脂,保证足量的碳水化合物摄入,同时,应摄入富含叶酸、铁的食物,增加肉制品、豆制品及奶制品的摄入。需要注意的是,"怀孕时母亲应摄取两人份的营养"是常见的错误观念,若营养过剩导致孕期过度肥胖,不仅增加母体负担,同时会引起胎儿过大,易导致分娩时难产。表 6-1 为建议的孕期体重增加范围。

(2)孕期睡眠指导:孕期应保证充足的睡眠(每天至少 8 小时),建议多采用侧卧位,以舒适为宜。

表 6-1 孕期体重增加范围建议

孕前体重分类	BMI/$(kg \cdot m^{-2})$	孕期体重增加范围 /kg
低体重	<18.5	12.5~18.0
正常体重	18.5~24.9	11.5~16.0
超重	25.0~29.9	7.0~11.5
肥胖	≥30.0	5.0~9.0

(3)孕期活动指导:无妊娠期并发症的孕妇孕期可正常活动,但尽量避免长途旅行;同时,每天尽量保证 30 分钟以上的低强度运动,包括有氧运动、散步等。

(4)孕期生活指导:孕期应特别注意避免接触有毒有害物质(如高温、放射线、放射性金属、农药等)。改变不良的生活习惯(如吸毒、酗酒、吸烟等),避免大量饮用咖啡或茶。孕期用药前应咨询医生,慎用药物,避免致畸。保持心理健康,放松心情,解除过度的精神压力,预防孕期及产后心理问题的发生。

(杨 菁 丁锦丽)

第四节 HCG 阴性怎么办

研究证实,单次胚胎移植后临床妊娠率为 40% 左右,因此,首次移植失败的患者不必过于紧张,应调整好心情,准备下一周期的治疗。那么,不同患者的下一步治疗具体是怎样的呢?

对于有剩余冻存胚胎的夫妇,可于移植失败后月经来潮的第 2 天返院复查彩超及性激素水平,确定冻胚移植用药方案,并遵医嘱定期返院复查彩超及性激素。

对于没有剩余冻存胚胎的夫妇,可根据上周期采卵情况确定下一次促排卵的时机:对于采卵少、卵巢功能差的患者,可考虑移植失败后月经来潮的第 2 天返院复查彩超及性激素水平;对于采卵较多、卵巢尚未恢复的患者,可等待 2~3 个月后,于月经来潮的第 2 天返院复查彩超及性激素水平。促排方案应依据上周期的促排结果进行优化,最大限度改善下一周期的生殖结局。

(杨 菁　丁锦丽)

第五节　其他妊娠结局

1. 反复种植失败

目前关于反复种植失败还没有统一的标准,《胚胎植入前遗传学诊断筛查技术专家共识》将其定义为:移植 ≥ 3 次或移植高评分卵裂期胚胎数 4~6 个或高评分囊胚数 ≥ 3 个而未获得临床妊娠的患者。反复种植失败主要与子宫内膜容受性和胚胎质量有关。

(1)胚胎因素:目前主要通过形态学对胚胎进行评分,但形态学评分存在主观误差,准确性不高,即形态学评分高的胚胎不一定具有好的着床潜能。对于反复种植失败的患者,如何来改善其胚胎质量呢?

1)囊胚移植:囊胚培养可以从一定程度上淘汰部分发育潜能差的胚胎,筛选出潜能好的胚胎,反复种植失败患者可以考虑囊胚移植来进一步筛选出更优质的胚胎。

2)促排卵方案调整:卵子质量与胚胎质量密切相关,而卵子质量又可能与患者年龄、卵巢功能、促排卵方案等密切相关。因此,对于反复种植失败患者,再次促排时可优化促排卵方案,以期获得高发育潜能的胚胎;另外,还可通过使用抗氧化制剂(维生素 E、辅酶 Q10)等改善卵巢卵子质量。

3)胚胎植入前遗传学检测:胚胎植入前遗传学筛查可以确保移植的是染色体正常的胚胎,从而提高不孕患者的临床妊娠率,降低早期流产及新生儿出生缺陷风险。

4）调整生活方式：卵子质量与 BMI 密切相关，对于肥胖患者，减重是改善其妊娠结局的重要举措。

（2）子宫因素

1）解剖结构异常：包括纵隔子宫、宫腔粘连、子宫内膜息肉、输卵管积水等，其所导致的反复种植失败可以通过腔镜手术进行改善。

2）子宫内膜容受性：女性的子宫内膜只在 1~2 天时间内能接纳胚胎的种植，即子宫内膜种植窗期，而子宫内膜接纳胚胎的能力称为子宫内膜容受性。对于反复种植失败的患者，可通过以下方法改善子宫内膜环境，从而利于胚胎种植。

- 增加子宫动脉血流：在移植周期使用低分子肝素、阿司匹林等药物，改善内膜容受性。

- 宫腔灌注：通过宫腔灌注人绒毛膜促性腺激素（HCG）、粒细胞集落刺激因子（G-CSF）、地塞米松、自体外周血单核细胞等操作，达到改善子宫内膜容受性的目的。

- 腔镜手术：如果存在中/重度的输卵管积水、宫腔粘连、较大的子宫内膜息肉等，可考虑进行宫腔镜、腹腔镜处理。

- 子宫内膜容受性检测：是一种基于基因分析的子宫内膜容受性检测方法，用于评估子宫内膜的状态，为患者找到着床窗期，帮助医生在最佳时间点进行"个体化精准植入"。

2. 复发性流产

目前国际上关于复发性流产的定义没有统一的标准，我国通常将 2 次以上 28 周前的妊娠丢失定义为复发性流产。复发性流产病因复杂，在病因诊断过程中需要进行一系列筛查，且治疗方式因病因的不同而存在差异。早期流产多由遗传因素、血栓前状态、生殖免疫功能紊乱及内分泌异常导致。

（1）遗传因素：①夫妻双方染色体异常：2%~5% 的夫妻至少一方存在染色体结构异常。②胚胎染色体异常：胚胎染色体异常是复发性流产最常见的原因，50% 以上偶发流产的胚胎存在染色体异常，因此，对于偶发的流产，可以不必过于紧张。随着流产次数的增加，胚胎染色体异常的可能性逐步降低。

因此，对于复发性流产患者，首先应进行夫妻双方外周血染色体核型分析，并进行遗传咨询，同时，建议对流产物进行染色体核型分析。

（2）内分泌因素：高泌乳素血症、糖尿病、甲状腺疾病及多囊卵巢综合征等与复发性流产的发生也密切相关。因此，对于复发性流产患者，应进行生殖相关激素（包括基础性激素全套、黄体期孕激素等）、甲状腺功能及血糖、糖耐量检测。

（3）免疫因素：研究证实，50% 以上的复发性流产与免疫功能紊乱相关，其中免疫功能紊乱又可分为同种免疫及自身免疫型复发性流产。①自身免疫型复发性流产：常见的与复发性流产有关的自身免疫性疾病主要包括抗磷脂综合征、未分化结缔组织病、系统性红斑狼疮、类风湿关节炎、干燥综合征和系统性硬化症等。对于复发性流产患者，目前推荐常规进行抗磷脂抗体、抗核抗体谱等筛查。②同种免疫型复发性流产：目前尚处于研究阶段，多数学者称其为"原因不明复发性流产"。目前认为，NK 细胞数量与功能的异常、T/B 细胞异常、封闭抗体缺乏等与其密切相关。因此，对于已经排除上述因素的复发性流产患者，可以考虑是否与同种免疫紊乱相关，有条件的患者可以进行 NK 细胞数量 / 功能及封闭抗体筛查。

（杨　菁　丁锦丽）

第六节　多胎妊娠与选择性减胎

对宝宝的渴求让小 A 决定尝试试管婴儿助孕，在医生的帮助下，终于如愿以偿怀孕了。"太好了，怀了双胞胎！"B 超单上清清楚楚的两个小孕囊让小 A 一家觉得这一年多来的辛苦总算没有白费，满心欢喜期待着两个宝宝的到来。但随着肚子越来越大，这份惊喜慢慢变成了"甜蜜的负担"，剧烈的早孕反应、迅速增加的体重和经常水肿的下肢让小 A 苦不堪言。

一次妊娠宫腔内同时有两个或两个以上胎儿称为多胎妊娠，以双胎多见，根据受精情况分为双卵双胎和单卵双胎两种类型。近年来随着辅助生殖技术的广泛开展，为了提高成功率，在实际操作中可能会一次植入 2~3 枚胚胎。但多胚胎移植的同时也增加了患者多胎妊娠的概率。对孕妇而言，多胎妊娠易引起妊娠期高血压疾病、妊娠期肝内胆汁淤积症、贫血、胎膜早破、产后出血或流产等并发症；对胎儿来说，早产、低出生体重、胎儿畸形等并发症也时有发生。双胎并发妊娠期高血压疾病可高达 40%，比单胎高 3~4 倍，且发病早、程度重，容易出现心肺并发症。约 50% 双胎并发早产，胎儿畸形的发生率亦是单胎的 2 倍。

多胎妊娠减胎术是减少多胎妊娠的补救措施，即在多胎妊娠早期或中期减灭一个或多个胎儿，改善多胎妊娠结局。《人类辅助生殖技术规范》规定："对于多胎妊娠必须实施减胎术，避免双胎，严禁三胎和三胎以上的妊娠分娩"。减胎术的适应证如下：①自然妊娠及辅助生殖助孕后三胎及三胎以上的患者必须减胎，根据患者情况，建议减至单胎或双胎；双胎妊娠者应充分告知风险，建议减胎。②产前诊断多胎妊娠中有遗传病、染色体病或结构异常胎儿者必须实施减胎术（为选择性减胎）。③早期妊娠诊断为多胎妊娠需要减胎，但如夫妇一方有染色体异常、先天畸形儿分娩史、孕妇高龄，可保留至妊娠中期，根据产前诊断结果再选择性减胎。④高龄孕妇、瘢痕子宫、子宫畸形、宫颈功能不全等，多胎妊娠建议减为单胎（为非选择性减胎）。⑤孕妇合并其他疾病，如高血压、糖尿病等，建议减为单胎（为非选择性减胎）。

临床上减胎的时期主要分为三个阶段：早期减胎（孕 12 周以内）、中期减胎（孕 12~25 周）、晚期减胎（超过孕 25 周）。既往研究表明，减胎术越早进行越好，早期减胎可经阴道进行，操作相对方便，

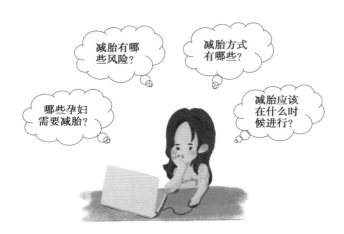

对患者身体刺激相对较小，胚胎衰退后残留面积比较小，安全性更高。但随着减胎技术操作的成熟，孕早、中期实施减胎术的流产率是相似的，尤其对于具有高危因素（反复胚胎停止发育、遗传病家族史或分娩遗传病胎儿风险）的多胎妊娠患者，可期待至妊娠中期初步排除胎儿畸形等异常后择期行经腹途径的选择性多胎妊娠减胎术。经腹部选择性减胎术常见方法有：

（1）药物注射：适用于孕中期非单绒毛膜双胎，对拟穿刺的胎儿心脏或胎儿头颅注射氯化钾。

（2）射频消融减胎术：可用于孕15周以上的含单绒毛膜双胎的多胎妊娠。特别对于单绒毛膜多胎出现其中一胎严重结构异常、严重选择性生长受限、双胎反向灌注序列征Ⅰb以上、双胎输血综合征Ⅲ期或Ⅳ期可采用射频消融减胎术。射频消融术是通过高频电流凝固或闭塞脐带血流而达到减灭胎儿的方法。

（3）其他方法：包括脐带血管栓塞、脐带激光凝固术、胎儿镜下脐带血管结扎术、脐带血管双极电凝术等。

减胎后需要再次进行超声检查，观察被减胎儿及存活胎儿的胎心搏动情况。

（杨 菁 丁锦丽）

第七章 产科新兵报道，
如何迎接新生命

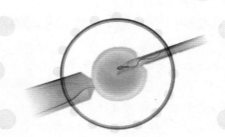

第一节　孕中晚期

经过一系列治疗，小 A 顺利在生殖医学中心"毕业"了，医生告诉她接下来就可以去产科建卡了，产科建卡时需要检查许多项目，各种项目都是为了在整个孕期给准妈妈和胎儿保驾护航，及时发现异常，以便纠正和处理。那么，常规的检查有哪些，什么时候应该到产科医生的门诊报到呢？

产科建卡包含一些必要的检查，例如查血（血常规、肝肾功、血糖、血型、乙肝梅毒艾滋病筛查、高危地区地中海贫血筛查等）、尿常规，以及根据既往的检查和疾病补查一些其他项目。首次检查根据怀孕前的身高体重也会提出孕期体重增加的建议，同时还包含营养、心理和生活方式的指导。专家提醒：第一次产检做的检查项目相对最多，这也是为了全面检查准妈妈的健康情况。最好带上准爸爸一起，以便了解双方直系亲属及家族成员的健康情况。另外还要认识到，如果孕期出现出血、阴道流液、下腹坠痛也需要及时就诊和治疗。

拿到建卡所做的一系列检查结果以后需要到产科门诊进行复诊，这时医生会根据每个人的不同情况相应给出用药和进一步检查的指导，核实孕周，计算预产期，以及预约下一次就诊时间。整个孕期一般会经历大概 13 次产检，分别是孕 12 周初次建卡；第 2 次是孕 14~19^{+6} 周，该时期最重要的项目是唐氏筛查，做唐氏筛查前一天晚上 12 点以后禁食禁水，第二天早上空腹来医院进行检查。也可以选择无创产前 DNA 检测（noninvasive prenatal testing, NIPT）来筛查最常见的几种胎儿染色体疾病。第 3 次产检是孕 20~23^{+6} 周，产检项目中最重要的是 B 超筛查胎儿畸形，也就是常说的胎儿系统彩超，主要看胎儿外观发育是否有较大问题。医生会仔细量胎儿的头围、腹围、大腿骨长度及检查脊柱是否有先天性异常。如果准妈妈照的是四维彩超，还可以看到宝宝的实时面部表情。除此之外，还会测量母亲宫颈长度，初步识别早产高危者。任何的产前诊断结果取到报告以后，都要及时到产科医生门诊复诊，以免错过诊断和治疗的时机。

在这里需要注意的是，孕 18~22^{+6} 周也是进行羊水穿刺的最佳时间。羊水穿刺是一种产前诊断的取材方法，是在超声定位或引导下，用穿刺针通过腹壁、子宫肌层及羊膜进入羊膜腔抽取羊水的技术，通过抽取得到胎儿的脱落细胞，进而用这些细胞诊断胎儿是否患某些先天性疾病。对于预产期年龄达到 35 岁，唐氏筛查或无创 DNA 筛查高风险以及有遗传病家族史或胎儿结构异常等情况，需要进行羊水穿刺。目前各大产前诊断中心的羊水穿刺导致流产和感染的风险很低。

此外，第三代试管婴儿也需要行羊水穿刺。那么有准妈妈要问了，为什么做了第三代试管婴儿筛选了胚胎以后还需要羊水穿刺呢？这是因为植入前胚胎遗传学诊断和筛查也有其局限性，羊水穿刺可以进一步更为准确地进行产前诊断。胚胎遗传学诊断和筛查在胚胎活检取材的过程中为了避免胚胎受到过多的伤害，取到的细胞比较少，且取材为发育成胎盘的细胞，同时由于检测手段的限制，准确率也会受到限制。羊水穿刺时羊水中有较多胎儿代谢出来的细胞，可进一步提高准确性，降低误诊率。

如果结果一切正常，一般 4 周以后（孕 24~27^{+6} 周）会第 4 次到产科门诊复查，此时最重要的项目是进行妊娠期糖尿病的筛检——糖耐量筛查，当检查结果异常时，医生会指导饮食和运动，必要时需要到内分泌科就诊，接受药物治疗，并且需增加复诊的次数。第 5 次产检是孕 28~31^{+6} 周，主要是进行常规产检项目，准妈妈要开始学习分娩的知识和母乳喂养以及新生儿护理的知识，注意每天都要自数胎动，发现异常及时就医。一般从 32 周起，产检项目会加上胎心监护。准妈妈可以选择一个舒服的姿势进行监护，避免平卧位。如果做监护的过程中胎儿不愿意动，极有可能是胎儿睡着了，可以轻轻摇晃腹部把胎儿唤醒。

　　孕 33~36 周开始检查的频率会更高，具体频率需根据每个准妈妈的情况制定，医生会告知复诊的时间，直到分娩。这个时间段准爸爸也要陪准妈妈一起准备入院分娩相关证件、物品、收拾好待产包，避免一旦分娩发动丢三落四。

（傅　璟）

第二节　迎接新生命

　　下周就孕 39 周了，小 A 和老公盘算着再去产科门诊咨询一下关于剖宫产和顺产的问题，之前的产检医生也科普了很多知识，反复讨论了很多次，也知道如果具备顺产的条件，顺产对宝宝会更好，但顺产确实有不确定因素，应该如何选择呢？

　　十月怀胎，一朝分娩。这对准妈妈来说，既是一大转折，也是一大坎坷；有期待，也有忐忑。特别是对于做试管婴儿怀孕的准妈妈更是如此，前期为了怀孕付出了更多的艰辛努力。但是，其实就胚胎发育来说，试管婴儿完成胚胎移植后，后续的妊娠过程与自然怀孕的女性并无差别。

　　如果通过医生的检查认为符合顺产条件，没有相关禁忌时，阴道分娩是最自然和安全的分娩方式，经过产道的挤压可以让宝宝体验生命中第一次触觉和本体感觉，并建立肠道健康菌群，妈妈也可以得到更快的产后恢复及更好的母乳喂养，并减少下一胎的妊娠风险。随着近年来无痛分娩的开展，越来越多的准妈妈有了更舒适的顺产体验。剖宫产是在顺产遇到不能克服的困难并威胁到母亲和胎儿生命安全和健康时才采取，有经验的产科医生会根据每个准妈妈的情况权衡利弊给出建议。在一些情况下，剖宫产是必要的，此时不要盲目坚持顺产，需听从医生的建议。一般来说，需要剖宫产分娩主要有三种原因：①母体本身有问题，比如疾病、骨盆狭窄不够胎儿娩出；②胎儿因素，比如多胎、胎儿过大、胎位异常等；③胎盘、脐带或羊水因素，比如羊水过少、脐带绕颈3周以上、前置胎盘、胎盘早剥，或存在其他一些威胁母儿安全的因素。对于试管婴儿，在医学范畴内属于珍贵儿，通过试管婴儿技术怀孕的女性，从伦理上大多数医生也会选择适当放宽剖宫产指征。在这里需要提醒试管婴儿的准妈妈，分娩时一定要到正规医院，这样才能更大限度地保证大人和宝宝的安全。

如果有顺产条件，除了每周一次到产科门诊例行检查以外，自己要注意观察胎动，同时注意有没有见红、宫缩，如果出现有规律的宫缩，一段时间后仍没有缓解且间隔时间逐渐缩短，就要去医院了。如果阴道流血多、胎动不好或发生阴道流液俗称"破水"，需要立即赶往医院。前往医院途中，如果胎儿未入盆，需平躺。如果是臀位或横位在择期入院前发生了破水，需要立即躺下并垫高臀部，平躺到医院急诊就诊。

入院等宫口开大到一定程度，准妈妈会被送入产房，助产士在宫缩来临后会再次指导准妈妈呼吸和按摩方法，也可以根据情况选择分娩镇痛方式。分娩前会有比较多的检查来评估产程的进展和胎儿的情况，分娩时，需要在宫缩时充分配合助产士正确用力，在宫缩间隙期间充分休息。如果分娩过程中遇到一些特殊的紧急情况也需要妈妈和家属的知情同意以及签字。分娩后，医生和助产士会对妈妈和宝宝进行一系列的检查和观察，可以和医生以及助产士讨论胎盘的处置，学习伤口护理、母乳喂养、新生儿护理等问题。

顺利分娩回家后，需要观察伤口情况、体温、有无恶露异常以及腹痛等不适症状，母乳喂养遇到困难也可以到保健门诊进行学习和治疗。产褥期42天结束后，需要回到医院产后门诊进行复查，如果孕期有一些疾病如甲状腺功能异常、糖尿病等也需要到相应的科室进行复查和治疗。

（傅 璟）

第三节　剩下的"冻存宝宝"

　　小 A 顺产后，宝宝已经快两岁了，想生二胎的夫妻俩，知道产后 2~5 年是最佳的生育间隔，便迫不及待地来到生殖中心，中心尚存有上次做"试管"的冷冻胚胎，这时是用以前的冷冻胚胎好，还是重新促排好呢？

　　胚胎的冷冻和复苏目前已经是非常成熟的技术，近年来也有许多研究报道，胚胎冷冻后移植的妊娠率、活产率及新生儿各项指标和鲜胚移植没有明显差异，各个国家关于冷冻胚胎保存期的法律有不同规定，因此夫妻双方在冷冻胚胎前就需要了解保存年限和合理的胚胎处理方式。如果有剩余的冷冻胚胎，又有再生育的条件和意愿，需要先到医院进行全面的孕前检查，并且和医生了解目前冷冻胚胎的情况后再决定是否移植和移植时机。一般来讲，之前冻存胚胎是在夫妻双方相对年轻的情况下冻存的，质量会相对更高龄状况下再促排和体外受精更优质。

（傅　璟）

第八章 生育力保存,可以成为我的后路吗

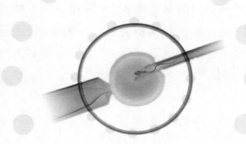

第一节　女性生育力保存

转眼间,小夏研究生毕业后在单位已工作 10 年,事业上一帆风顺,但个人问题始终没有着落。听周围的同事说,女性在 37 岁以后,卵巢功能会急剧变差,可能不容易怀上小孩。眼看着自己即将迈入 35 岁的年纪,小夏的心里难免暗暗着急。前两天看新闻报道"某医院生育力保存中心正式成立",小夏立即前往该医院了解女性生育力保存如何实现以及自己能否实施生育力保存。

1. 如何保存女性生育力

女性生育力保存的主要技术包括胚胎冷冻、卵子冷冻和卵巢组织冷冻。在我国内地,目前尚不能开展无医学指征,或以延迟生育为目的(社会因素)的女性生育力保存,该技术仅适用于:①患乳腺癌、淋巴瘤、宫颈癌、子宫内膜癌、上皮性卵巢癌等恶性肿瘤的年轻女性或儿童,在放疗、化疗等治疗后可能出现生育力严重损伤;②患自身免疫性疾病、子宫内膜异位症等疾病本身或治疗具有导致生育力下降的高危风险;③患过早丧失生育能力的疾病,如 Turner 综合征。

(1)胚胎冷冻:胚胎冷冻是在体外受精 - 胚胎移植周期中广泛应用的辅助生殖技术,至今已有近 40 年的历史,是目前妊娠率和活产率最高的生育力保存技术。胚胎冷冻仅用于已婚女性,并且是其首选的生育力保存方法,但由于胚胎的使用需经夫妻双方同意,女方即使已婚也可以选择卵子冷冻。辅助生殖机构必须在夫妻双方均签署知情同意书的情况下,才能实施胚胎冷冻保存。整个过程简要概括为：获得卵子以后，用丈夫精子授精，在培养箱中继续培养受精卵，最后将达到冷冻标准的胚胎全部冷冻保存。

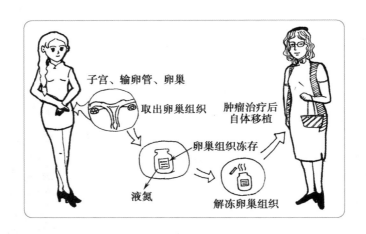

（2）卵子冷冻：美国生殖医学会 2013 年发布的指南中明确指出，成熟卵子的冷冻已告别实验研究阶段。目前，我国部分辅助生殖机构也逐步开展了卵子冷冻技术的临床应用，但由于卵子冷冻面临诸多社会、伦理及法律问题，故在我国内地还不能开展社会性卵子冷冻。卵子冷冻采用玻璃化冷冻法，卵子在冻融后的存活率为 80%~95%，平均累积活产率（即冻存的所有卵子解冻后能获得活婴的概率）为 33%。活产率直接受女性年龄影响，35 岁前平均冻存15 枚卵子可获得一次活产，35~40 岁需冻存 16~25 枚，而 41 岁后则需 40 枚以上冻存卵子。因此，建议行卵子冷冻的女性年龄不超过35 岁。

（3）卵巢组织冷冻：卵巢组织冷冻适用于年轻女性和儿童，是青春期前儿童保存生育力的唯一方法。建议实施卵巢组织冷冻时的年龄不超过 35 岁，如果卵巢功能尚可，可以放宽到 40 岁。卵巢组织冷冻 - 移植后的妊娠率与卵巢功能密切相关，目前报道为 23%~31%，因此，卵巢功能不好者应慎重选择。卵巢组织切除通常采用腹腔镜手术，切除后立即转移到无菌的卵巢组织培养液中，再利用低温装置转运至实验室进行冻存。在成功进行抗肿瘤治疗之后，有生育要求时可将冻存的卵巢组织解冻，并移植回体内。移植时年龄应＜45岁，通常也在腹腔镜下进行，主要采用原位移植，即移植到切除前卵巢所在的位置。

2. 乳腺癌患者适合生育力保存吗

乳腺癌是中国女性发病率最高的恶性肿瘤，中国患者的发病年龄比欧美国家早近10年，平均发病年龄48.7岁。在我国，年轻乳腺癌患者（发病年龄≤35岁）在全部乳腺癌患者中占比＞10%。随着抗肿瘤治疗的进步，年轻乳腺癌患者的无病生存时间和总生存时间得到显著改善，加之抗肿瘤治疗同时带来的卵巢功能损害所致的生育力降低，年轻乳腺癌患者在肿瘤治疗后的生育需求开始得到广泛关注。

在乳腺癌治疗过程中，包含环磷酰胺的化疗方案是导致早发性卵巢功能不全（premature ovarian insufficiency，POI）的高风险方案。POI是指女性在40岁以前出现卵巢功能减退。与年龄＜30岁的女性相比，＞30岁的患者化疗后发生POI的风险更高。此外，初始治疗后长达5~10年的辅助内分泌治疗使患者被迫推迟生育年龄，而女性生育力会随着年龄增长而逐渐降低。因此，对于年轻乳腺癌患者，生育力保存是非常有必要的。

建议对经评估可推迟化疗7~14天的年轻乳腺癌患者，立刻前往生育力保存中心进行生育力保存咨询。对于预后良好，抗肿瘤治疗后发生POI的风险为中、高或预期生育年龄≥40岁的患者，建议进行生育力保存。目前，可供选择的方法有胚胎冷冻、卵子冷冻、卵巢组织冷冻、未成熟卵子体外培养成熟后冷冻和促性腺激素释放激素激动剂（GnRH-a）治疗。

对于已婚且婚姻关系稳定的患者，胚胎冷冻是首选的生育力保存方案。卵子冷冻适用于未婚或其他原因无法选择胚胎冷冻，或需要行卵巢切除术的*BRCA1/2*基因突变的乳腺癌患者。需要注意的是，胚胎或卵子冷冻前进行的促排卵治疗使体内雌激素水平升高，从而可能促进肿瘤细胞快速增殖。卵子体外培养成熟和卵巢组织冷冻主要用于无法延迟肿瘤治疗的患者，或作为不能接受促排卵治疗时的选择（如雌激素受体和／或孕激素受体阳性的乳腺癌患者）。Ⅳ期乳腺癌患者不建议进行卵巢组织冷冻。*BRCA1/2* 基因突变的乳腺癌患者，如实施卵巢组织冷冻，建议在卵巢移植及完成生育后切除移植的卵巢组织。GnRH-a 有利于卵巢功能的保护，适用于不能实施前述生育力保存方案的患者。在化疗前 2 周至化疗结束后 2 周每月一次 GnRH-a 治疗可降低化疗相关的 POI 发生风险。

3. 卵巢手术前需要考虑生育力保存吗

手术切除病灶等操作可能造成卵巢功能损害，因此，建议年轻女性在施行卵巢手术前（无论术前诊断是卵巢良性还是恶性肿瘤），前往生育力保存中心进行生育力保存咨询。在不影响肿瘤治疗的前提下，针对不同的卵巢良性、恶性疾病，生育力保存方案有所差异。

（1）上皮性卵巢癌：患者术后化疗会增加早发性卵巢功能不全（POI）的风险。对于有保存生育功能需求且年龄<40 岁的女性，如上皮性卵巢癌的 FIGO 分期为ⅠA 期，可仅切除有病灶的卵巢和同侧输卵管，保留对侧卵巢和输卵管以及子宫；如 FIGO 分期为ⅠB 期，可切除双侧附件，保留子宫（注：卵巢恶性肿瘤的 FIGO 分期为Ⅰ~Ⅳ期，Ⅰ期预后最好）。建议在完成妊娠后进行彻底手术。欧洲人类生殖与胚胎学会 2020 年发布的指南指出，不推荐卵巢恶性肿瘤患者行卵巢组织冷冻 - 移植，因卵巢恶性肿瘤在卵巢组织移植后复发的风险高，选择其他的生育力保存方法（如从组织中收集未成熟卵母细胞）可能更安全。

（2）卵巢恶性生殖细胞肿瘤：多见于 30 岁以下年轻女性，70% 以上患者的 FIGO 分期为Ⅰ期，且多数为单侧，即使复发也很少累及对侧卵巢及子宫，对化疗敏感，治疗预后好，总体 5 年生存率达 85% 以上。无论肿瘤分期的早晚，有生育愿望的年轻患者均可以保留生育功能。建议切除病灶侧卵巢和输卵管，术后化疗，并应用促性腺激素释放激素激动剂（GnRH-a）保护卵巢功能。

(3)交界性卵巢肿瘤:有生育需求的交界性卵巢肿瘤患者均可保留生育功能。单侧肿瘤需切除病灶侧卵巢和输卵管。有正常卵巢组织的双侧肿瘤可仅行肿瘤切除,如肿瘤严重侵犯双侧卵巢,需切除双侧卵巢和输卵管,保留子宫。有腹膜浸润性种植者,需要术后化疗,建议应用 GnRH-a 保护卵巢功能。对于有卵巢功能下降风险的患者,术后可进行卵母细胞或胚胎冷冻(已婚者),但建议限制卵巢刺激的周期数。考虑到肿瘤复发的风险,不推荐行卵巢组织冷冻 - 移植。

(4)子宫内膜异位症:对于有卵巢功能下降风险的患者,包括:①双侧卵巢囊肿;②一侧手术后的对侧卵巢囊肿;③深部浸润型子宫内膜异位症,有配偶者建议尽快妊娠,需要延迟生育者,如果年龄<35 岁,卵巢功能尚可(抗米勒管激素>1.0ng/ml),建议实施生育力保存,即卵巢刺激后行卵母细胞冷冻或胚胎冷冻(已婚者),不建议采用卵巢组织冷冻 - 移植。高龄(≥35 岁)或卵巢功能不好的患者建议尽快妊娠,可通过辅助生殖技术提高妊娠率。

4. 血液系统肿瘤适合生育力保存吗

血液系统肿瘤常发生于年轻人群和儿童。随着肿瘤治疗技术的进展,血液系统肿瘤患者的长期生存率有了大幅提高,如急性髓细胞白血病生存率可达 70%~75%。然而,化疗、放疗造成的生育力受损成为抗肿瘤治疗常见的远期并发症之一,造血干细胞移植前的放化疗导致卵巢衰竭的发生率高达 70%~100%。因此,在年轻和儿童血液系统肿瘤患者的诊疗中,建议评估抗肿瘤治疗对生育力的影响,必要时进行生育力保存。由于各种血液系统肿瘤的好发年龄和治疗方案有所差异,抗肿瘤治疗对卵巢功能的影响程度不同。

(1)霍奇金淋巴瘤:发病年龄的高峰在 20~29 岁之间。化疗方案包括 ABVD 方案(多柔比星 + 博来霉素 + 长春新碱 + 达卡巴嗪)和含有烷化剂的方案。ABVD 方案为早发性卵巢功能不全(POI)发生的低风险方案,含有烷化剂的方案是中高风险方案。此外,POI 发生风险与治疗时的年龄相关,年龄越大,发生风险越高。霍奇金淋巴瘤侵犯卵巢的风险较低。

（2）非霍奇金淋巴瘤：大多数化疗方案是包括烷化剂在内的POI高风险方案，>35岁的女性在接受化疗后发生POI的风险高达40%~60%。高级别的非霍奇金淋巴瘤和伯基特淋巴瘤发生卵巢转移的风险较高。

（3）急性淋巴细胞白血病和急性髓性白血病：急性淋巴细胞白血病是最常见的儿童恶性肿瘤，而急性髓性白血病通常发生在年轻人群，青少年和儿童不多见。大多数治疗方案不需要使用烷化剂，对女性生育力的影响小。

血液系统肿瘤患者的生育力保存措施及建议：①建议年龄<40岁，将接受POI中高风险治疗方案的患者进行生育力保存，POI低风险治疗方案可仅用促性腺激素释放激素激动剂（GnRH-a）保护卵巢功能；②卵巢组织冷冻是霍奇金淋巴瘤患者优先考虑的生育力保存方法，如果时间充足，也可联合进行卵子冷冻；③不建议高级别非霍奇金淋巴瘤和伯基特淋巴瘤进行卵子冷冻和卵巢组织冷冻，低级别非霍奇金淋巴瘤可根据患者具体情况选择卵子冷冻和卵巢组织冷冻；④拟行盆腔放疗患者还可行卵巢移位术；⑤推荐急性白血病患者立即开始化疗，化疗至完全缓解后由生殖专科医生评估卵巢功能，如卵巢功能在正常范围内，建议行卵巢组织冷冻。

5. 卵子冷冻适用于生育计划推迟吗

卵子冷冻技术的日趋成熟为女性生育计划的推迟提供了一定保障，但由于该技术面临诸多社会、伦理及法律问题，目前在国内仅用于医学原因，如需接受早发性卵巢功能不全高风险的抗肿瘤治疗。非医学原因的卵子冷冻（社会性卵子冷冻）常用于：①一定年龄的单身女性，对未来生育力下降的担忧；②有伴侣，但由于职业发展等个人因素，希望延迟生育。尽管我国现行法律并未明确指出社会性卵子冷冻是否合法，但2001年颁布的《人类辅助生殖技术管理办法》规定，只有患恶性肿瘤的妇女在放疗和化疗前，及患不孕症的妇女在无法及时体外受精前，可以将卵子取出并冷冻起来。卵子冷冻属于辅助生殖技术范畴，故适用于该管理办法。除法律法规的因素，社会性卵子冷冻值得提倡吗？

（1）冷冻者的医疗风险：卵子冷冻的活产率与冷冻时年龄、获卵数具有相关性。研究发现，若要使活产率达到75%，34岁、37岁和42岁的女性则分别需要冷冻10个、20个和61个卵子。为尽可能多地获得卵子，卵子冷冻前需使用大剂量的促排卵药物。超生理状态的多个卵子发育可能导致卵巢过度刺激综合征，出现腹腔积液、胸腔积液，严重者甚至危及生命。取卵手术存在出血、感染、邻近器官损伤等风险。此外，卵子冷冻使女性成为高龄孕妇的可能性大，在孕期发生妊娠高血压、早产等并发症的风险增加。

（2）子代安全性：研究发现，冷冻卵子不增加子代染色体异常、出生缺陷和生长发育缺陷的风险。值得关注的是，目前世界范围内冷冻卵子出生后代的年龄较小，尚不明确卵子冷冻是否会对子代的远期健康造成不良影响。

（3）社会和伦理问题：卵子冷冻最大的风险可能是导致女性更晚生育，当日后使用冷冻卵子无法获得孩子时，也错过了自然生育的窗口期。此外，如果女性解冻卵子时年龄过大，抚养子女的能力将下降，父母或其中一方甚至可能在子女尚未成年时去世，从而造成一系列的社会问题。再者是冷冻卵子在冷冻者去世后的使用权问题，其丈夫或父母是否有使用权？没有直系亲属的情况下，冻存卵子的医疗机构将如何处理这些卵子？

综上，尽管卵子冷冻已成为一项在临床应用的成熟技术，鉴于上述问题和风险的存在，目前没有任何一个国际组织公开鼓励通过卵子冷冻来延迟生育。

（何 帆）

6. 女性生育力保存的法律与伦理

女性生育力保存的方法主要是胚胎冷冻、卵母细胞冷冻和卵巢组织冷冻。目前主要还是针对肿瘤患者。近年来，个人原因、职场压力等因素都成为女性晚婚晚育的原因，为了预防年龄增长导致的生育力下降，单身女性是否可以冻卵成为了热议。

2003年卫生部颁布的《人类辅助生殖技术规范》中提到：禁止给不符合国家人口和计划生育法规和条例规定的夫妇和单身妇女实施人类辅助生殖技术。可见，在我国现行的法律体系下，不提倡对没有医疗指征的未婚者进行生育力保存。2020年7月23日，国家卫健委在提案答复中解释，目前，以延迟生育为目的，为单身女性冻卵不符合我国法律法规有关规定。主要考虑以下几方面因素：①应用卵子冷冻技术存在健康隐患。女性卵子冷冻技术是有创性操作，在取卵和卵子冻存、解冻、移植过程中均存在技术风险，例如促排卵药物应用可能带来的卵巢过度刺激综合征以及手术取卵操作的出血和感染风险，危害女性健康。②以延迟生育为目的的卵子冷冻技术应用在学术界依然存在较大争议。由于技术起步较晚，受开展时间所限，卵子冷冻技术的安全性和有效性，尤其是子代安全性仍然需要长期随访资料进一步证实。③严防商业化和维护社会公益是辅助生殖技术实施需要严格遵循的伦理原则。超出医学指征、将辅助生殖技术作为商品向健康人群提供，会不可避免地促使以盈利为目的导致技术滥用。关于完善单身女性生育权配套政策措施，国家卫健委还表示，虽然人人都享有生育的权利，但生育行为不仅涉及女性，也涉及子代的健康和发展等基本权利，需要结合经济社会发展，逐步完善相关政策措施，保护妇女儿童合法权益。其实不止单身女性冻卵存在很多伦理问题，女性肿瘤患者生育力保存也存在很多伦理问题。例如：①生育力保存的措施几乎都在癌症治疗以前，这些措施是否会进一步给患者造成健康伤害？②如何保障子代生存质量？③所有权和使用权问题。目前，国家卫健委已经启动《辅助生殖技术管理条例》起草工作，在梳理辅助生殖技术领域突出问题的基础上，广泛听取医学、伦理学、法学、社会学、管理学等领域专家学者的意见建议。相信不久之后，相关法律法规制度就会出台，生育力保存体系会越来越完善。

（张觇宇　陈慧佳）

第二节　男性生育力保存

> 小 B 因自身患有癌症准备进行放化疗,但放疗或化疗对其
> 生精功能和精子质量都有较大的损伤。小 B 为此很忧虑,生精
> 功能丧失意味着自己以后再也无法获得属于自己的后代。小 B
> 的医生建议其考虑进行生育力的保存,可以选择冷冻保存精子。

1. 男性生育力如何保存

目前男性生育力保存分为精子冷冻和睾丸组织冷冻,因睾丸组织冷冻及其解冻后的使用存在技术上的困难,本书仅讨论精子的冷冻保存。

(1)精液冷冻的几种情况

1)可以自行排精,精液参数正常患者:对于这部分患者,可以将自行排精获得的精子进行冷冻保存。因患者精子数量较多,精液参数正常,冷冻保存效果较理想。此时患者可以根据自己的需求进行冷冻数量的选择。

2)可以自行排精,但存在严重少、弱、畸精子症患者:此类患者在保存精子前如果能够通过治疗或生活习惯调整改善精液状况的应尽量改善,若精子形态较差且精子 DNA 碎片较高则不适合立即冷冻保存,若精子数量极少可考虑增加冷冻次数或做微量精子冷冻。

3)睾丸穿刺取精:通过睾丸穿刺获得的精子成熟度较差,数量较少且基本无活动能力。在充分研磨睾丸组织后将生精小管里的精子彻底释放出来,经过洗涤、离心将精子分离出来,然后进行冷冻保存。

4)显微外科取精:睾丸穿刺无法获得精子的患者或评估可能存在较少生精点的患者可考虑显微外科取精。此种方式是通过将睾丸完整

打开,仔细寻找睾丸中可能存在生精功能的生精小管,将其取出后寻找精子。显微外科获得的精子数量往往更少,只能行微量精子冷冻保存。

(2)精子冷冻保存方法:目前精子冷冻保存主要分为慢速冷冻保存和玻璃化冷冻保存。慢速冷冻保存适用于大多数精子保存,如:常规精子、少弱精子、严重少弱精子、睾丸穿刺精子、附睾穿刺精子。玻璃化冷冻保存每次保存精子数量较少,仅适用于精子数量稀少的情况,如:显微外科获得的精子、睾丸穿刺获得的精子等。此外还有无保护剂冷冻保存精子的方法,此种方法不添加任何冷冻保护剂,目前已有此种方法冷冻保存的精子复苏后行人工授精(IUI)或单精子显微注射(ICSI)活产的记录。

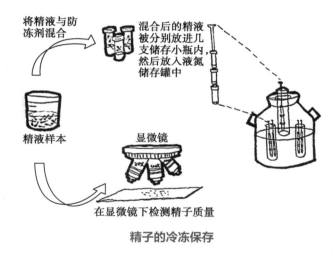

精子的冷冻保存

2. 哪些男性可以考虑进行生育力保存

目前我国男性生育力保存主要集中在各省份的精子库和生殖中心。但由于一些患者甚至是医生认知不足,很多有机会保存生育力的男性丧失了保存生育力的机会。那么哪些男性可以考虑进行生育力保存呢?

(1)需进行睾丸切除的患者:因为外伤、睾丸扭转、感染、肿瘤等各种原因导致的需进行睾丸切除的患者，在睾丸切除前若能自行排精的可通过冷冻保存自体排精进行生育力的保存，若无法自行排精的可考虑将切除的睾丸组织中的精子进行冷冻保存。

（2）需进行肿瘤放化疗的患者：肿瘤患者在进行放化疗前，若有生育需求且放化疗使用的药物和射线剂量对生育力有影响时，需提前进行生育力保存。

（3）确诊为生育能力进行性衰退的患者：若经医疗确诊患有生育能力进行性衰退的患者，如糖尿病患者、免疫性疾病患者等，可考虑尽早进行生育力保存。

（4）可能接触严重影响生育力物质的患者：当患者因各种原因需接触影响生育力的物质，如射线、电离辐射、有毒有害物质等，需提前进行生育力保存。

（5）无精子症行辅助生殖后剩余的睾丸组织：对于无精子症通过睾丸穿刺或显微外科取精获得精子的患者在行辅助生殖后，剩余的睾丸组织进行冷冻保存，可降低反复穿刺的风险。

男性生育力保存也面临很多现实和伦理问题，如未成年患者的生育力保存需其监护人一起签署生育力保护相关事宜；若冷冻保存生育力的患者死亡，其保存的精子只能直接销毁不能用于其他用途；是否开放某些特殊患者的生育力保存。

（孙成光　张炽宇）

3. 男性生育力保存的法律与伦理

男性生育力保存的方法，主要是自身精子冷冻保存。我国对于自精保存者的基本条件，在 2003 年卫生部颁布的《人类精子库基本标准和技术规范》（卫科教发〔2003〕176 号）中提到：接受辅助生殖技术时，有合理的医疗要求，如取精困难者和少、弱精子症者；处于"生育保险"目的：①需

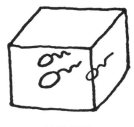

冷冻精子

保存精子以备将来生育者；②男性在其接受致畸剂量的射线、药品、有毒物质、绝育手术之前，以及夫妻长期两地分居，需保存精子准备将来生育等情况下要求保存精液；③申请者需了解有关精子冷冻、保存和复苏过程中可能存在的影响，并签订知情同意书。而关于自精保存的伦理原则，仅在 2003 年卫生部颁布的《人类辅助生殖技术和人类精子库伦理原则》（卫科教发〔2003〕176 号）中的知情同意原则的第 3 条中提及：需进行自精冷冻保存者，应在签署知情同意书后，方可实施自精冷冻保存。医务人员有义务告知自精冷冻保存者采用该项技术的必要性、目前的冷冻复苏率和最终可能的治疗结果。

在临床实践中，我们不断遇到新的问题，例如：精子保存时间到期，如何处理？精子保存期间，患者去世，冻存精子如何处理？通过生育保存技术出生的孩子，是否可能会过早失去父亲，是否可能患某种遗传性疾病，承受心理、生理的创伤等？植物人、濒临死亡的患者，家属要求保存精子，是否可行？未成年人的生育力保存问题？这些问题根据目前的法律及伦理原则都还无法解决，说明我国目前关于男性生育力保存的法律、伦理原则尚不完善，需要进一步探讨。应综合考虑患者的年龄、疾病的严重程度、遗传学风险以及生育力保存对患者及患者家庭的影响等因素，制定相应的法律法规，建立相应的管理规范及行为准则，筹备伦理与管理委员会，还应从医学、社会学、伦理学等多方面考虑男性生育力保存的适应证和禁忌证，制定诊疗流程和操作规范。在有力的法律、法规、准则、伦理、理论、技术全方面保障体系下，生育力保护领域未来可期。

（张祖宇　陈慧佳）

55检